轮状病毒性肠炎中西医诊疗精要

主　编　王　伟　陈翰翰　刘钦松

四川科学技术出版社

图书在版编目(CIP)数据

轮状病毒性肠炎中西医诊疗精要 / 王伟等主编.
--成都：四川科学技术出版社, 2021.4
ISBN 978-7-5727-0117-7

Ⅰ.①轮… Ⅱ.①王… Ⅲ.①轮状病毒－肠炎－防治
Ⅳ.①R516.1

中国版本图书馆CIP数据核字（2021）第077177号

轮状病毒性肠炎中西医诊疗精要

主　　编　王　伟　陈翰翰　刘钦松

出 品 人　程佳月
责任编辑　李迎军
封面设计　张　倩
责任出版　欧晓春
出版发行　四川科学技术出版社
成都市槐树街2号　邮政编码　610031
官方微博：http://e.weibo.com/sckjcbs
官方微信公众号：sckjcbs
成品尺寸　185mm × 260mm
印　　张　10.5　字数 220 千
印　　刷　四川机投印务有限公司
版　　次　2021年5月第1版
印　　次　2021年5月第1次印刷
定　　价　68.00元

ISBN 978-7-5727-0117-7

邮购：四川省成都市槐树街2号　邮政编码：610031

编委会

主　编： 王　伟　陈翰翰　刘钦松

副主编： 王佑辉　王晓妍　尹训君

编　委： 陈　婷　孙荣娟　卢美琪

前　言

轮状病毒性肠炎起病急、病程短、发病率高，作为一种急性肠道传染性疾病，已成为全国范围内较为棘手的公共卫生问题之一。由于该病每年耗费大量的医疗资源，尤其对患者的身心健康有一定的不良影响，所以需要及时予以干预治疗。

近年来，中西医学在各自不同的理论体系指导下，对本病均有了深入的认知与研究，尤其在中西医结合治疗上，更是优势互补，将疗效独特、作用迅速的特点发挥得淋漓尽致。为进一步提高本病的中西医结合诊疗技术，满足广大医师及医学爱好者的需求，作者根据多年来医疗、教学、科研的工作经验，编著了本书，以飨读者。

本书从胃肠道解剖及病理生理入手，引证举隅，深入浅出，较为系统地介绍了中西医学对轮状病毒性肠炎的认识进展、治疗措施及康复保健，有较强的实用性和可检索性，适用于临床各科医师，尤其是内科、儿科医师，以及进修医师、实习医师、医学院校在校师生、基层医务人员、广大家长等。书中内容如有疏漏和不完善之处，恳请专家及读者不吝批评指正。

编者　于山东中医药大学附属医院

2020 年 6 月

目　录

第一章　消化道解剖与生理

第一节　消化道解剖

胃和肠道作为消化系统主要组成部分，在将食物研磨、消化，转化为可吸收的营养物质并进行吸收，及排除未利用的废物这一过程中，发挥了重要的作用。

一、胃

胃是消化管中内腔最为膨大的器官，位于上腹部器官形成的“胃床”与膈肌和腹前外侧壁之间，上连食管，下接十二指肠。由食管送来的食团暂时贮存在胃内，进行部分消化，到一定时间后再送入十二指肠。胃可以产生消化酶、盐酸、黏液、内因子及调节胃酸分泌和自身运动的激素。因此，它主要的功能是储存食物，并进行初步的消化。

（一）胃的形态和位置

胃的形态、体积和位置在不同个体间的差异非常明显，这取决于很多因素，如：体型、体位、呼吸运动、胃壁张力、胃的充盈程度以及邻近器官对胃的压迫。即便是同一个体，胃的形态和位置也处于一个动态的变化中。胃由贲门、幽门、胃小弯、胃大弯、前壁和后壁组成。中等充盈的胃大部分位于左季肋区，小部分位于腹上区。胃前壁朝向前上方，对向腹膜腔。胃后壁朝向后下方，对向网膜囊，是网膜囊前壁的一部分。成人胃容量为 1.5～2 L。

胃的两端及胃小弯的位置都较为固定，其中贲门是胃的结构中相对最为固定的部分，但仍可随膈肌的运动而上下移动约1 cm。贲门位于第 11 胸椎左侧，距前正中线约 2.5 cm，投影于前胸壁第 7 肋软骨和胸骨连接处。贲门口与中切牙的距离约为 40 cm。

胃通过幽门口连接十二指肠球部。

胃大弯的最高点约平左侧第 5 肋间隙，位置也随胃充盈的情况而异，其下缘最低点可降至脐或脐以下平面。

胃小弯的最低点有明显向右的转折角，叫作胃角（角切迹）。胃角是胃体与幽门部在胃小弯侧的分界。直立位时，胃角位于髂嵴连线之上，立、卧位时胃角位置变化范围可达3 cm。少数低张力胃，胃角可在髂嵴连线之下，称为胃下垂。

（二）胃的分部与毗邻

胃分为胃底、胃体、贲门部、胃窦部（幽门部）四部分。胃的近侧端与食管相续，叫作贲门，其周围部分为贲门部。远侧端与十二指肠上部连接，叫作幽门。贲门水平线以上的部分为胃底部（穹隆部），它位于贲门的左侧，是贲门平面以上向左上方膨出的部分，一般为气体所充满。小儿的此部尚未发育，故胃呈管状。

胃底内腔常存有约 50 ml 的气体，直立位 X 线摄影可清楚定位，称之为胃泡。

胃角近侧的胃称为胃体部（即介于胃底和胃角之间的部分），它是胃的主要部分，远侧的胃为幽门部。

幽门部又被胃大弯一个不明显的浅沟（中间沟）分为左侧的幽门窦（胃窦）和右侧的幽门管。幽门部和胃小弯附近是溃疡的好发部位。

胃底部紧邻膈肌和脾。胃前壁和胃小弯大部分为肝左叶及方叶所遮盖，左前壁毗邻左肋缘及膈肌的起始部。前壁左下方在剑突下方左、右肋弓之间，直接与腹前壁接触，是胃的触诊部位。

胃后壁有一空腔，为网膜囊，犹如滑液囊，起到减少胃与后部器官摩擦的作用。胃后壁隔网膜囊与众多器官相邻接，由下向上依次是横结肠、胰腺、左肾和左肾上腺、脾脏等，这些器官共同构成胃床，故临床可见胃后部溃疡穿透至胰腺。此外，胃的肿瘤发展到一定阶段，也可侵袭到胃床的器官。

胃大弯的后下方为横结肠及其系膜。

胃表面由腹膜覆盖，前后壁腹膜在小弯处合并后形成小网膜走向肝门，在大弯侧合并后形成大网膜，并与横结肠相连。胃和肝、十二指肠、结肠、胰、脾、膈肌等相连的腹膜分别称为肝胃韧带、肝十二指肠韧带、胃结肠韧带、胃胰韧带、胃脾韧带和胃膈韧带等，它们对胃的位置起固定作用。

（三）胃的血液供应

胃的血液供应极其丰富，血流量在消化道中占首位，由腹腔动脉的 3 个分支供应，供胃的动脉沿胃小弯和胃大弯形成动脉弓，分布于胃的动脉主要有 5 支：①腹腔动脉→胃左动脉→小弯上部；②肝固有动脉→胃右动脉→小弯下部；③脾动脉→胃网膜左动脉→大弯中部；④肝动脉→胃十二指肠动脉→胃网膜右动脉→大弯下部；⑤脾动脉→胃短动脉→胃底部大弯侧。

上述各动脉发出的胃支穿肌层入于黏膜下组织，吻合成丰富的立体血管网。胃的黏膜下层有丰富的黏膜下血管丛，但胃小弯侧黏膜下血管丛不发达。该丛发出分支穿过黏膜肌，营养黏膜层，向下发出分支至肌层，在胃壁中还有动脉和静脉的直接交通，有调节胃血流的生理作用。

胃壁内和胃外丰富的血管吻合网及胃壁内动静脉的直接交通，使胃很少发生缺血或梗死。胃切除术结扎血管时残余胃的血液供给一般不受影响。

（四）胃的淋巴引流

胃的淋巴十分丰富，毛细淋巴管起源于黏膜层，与黏膜下层淋巴管网相通，然后穿过肌层至浆膜下淋巴管丛，再至胃周围的局部淋巴结。

黏膜下层淋巴管吻合广泛，所以胃癌易在胃壁内扩散至胃的其他部位，而表面黏膜仍具有正常外观，这就要求胃癌手术时切缘与肿瘤之间要有一定宽度的间隔。

在贲门部和食管、幽门部和十二指肠黏膜下层之间均有淋巴管自由交通，胃上部癌可扩展至食管，并向纵隔转移。

胃的淋巴网和周围器官淋巴网有联系，胃癌可经淋巴途径转移到邻近器官。

胃各部的淋巴管走向和胃的动脉走向基本一致。淋巴引流有胃左上淋巴结组、脾胰淋巴结组、幽门上淋巴结组和胃下淋巴结组 4 条途径。4 组淋巴结内的淋巴最后均至腹腔淋巴结，其输出管经乳糜池汇入胸导管，注入颈根部的左静脉角，到上腔静脉。

晚期胃癌可在左锁骨上凹内触及肿大的淋巴结，即 Virchow 淋巴结。

（五）胃的黏膜皱襞

胃壁是典型的 4 层结构，从内向外依次为黏膜层、黏膜下层、肌层和浆膜层。正常人胃壁厚度范围为 3 ~ 5 mm，超过1 cm者可以确定为病变所致。胃的黏膜层厚度在 0. 3 ~ 1. 5 mm，贲门处较薄而幽门处较厚。

黏膜上皮为柱状上皮，上皮向黏膜深部下陷构成大量腺体（胃底腺、贲门腺、幽门腺），它们的分泌物混合形成胃液，对食物进行化学性消化。

黏膜在幽门处由于覆盖幽门括约肌的表面而形成环状的皱襞，凸向胃腔，叫幽门瓣。

胃肌层由三层平滑肌构成，外层纵行，中层环行，内层斜行，其中只有中层环状肌是完整的，并且中层环状肌是最发达和最强有力的，在幽门处特别增厚形成幽门括约肌。幽门括约肌和幽门瓣可以控制胃内容物排入十二指肠以及防止肠内容物逆流回胃。

胃空虚时，胃腔表面呈粉红色，有许多不规则的皱襞。胃黏膜皱襞粗细和走向决定于胃的充盈程度、部位和黏膜肌的收缩程度。

胃黏膜面可见直径 1 ~6 mm 呈多角形的胃小区，它由胃小沟分割而成，胃小沟互相连接形成网状，每个胃小区内有许多胃小凹，胃的腺体开口于胃小凹底。

二、小肠

小肠是消化管中最长的一段，成人全长 5 ~7 m。上端从幽门起始，下端在右髂窝与大肠相连接，可以分为十二指肠、空肠和回肠三部分。十二指肠固定在腹后壁，空肠和回肠形成很多肠袢，盘曲于腹膜腔下部，被小肠系膜系于腹后壁，故合称为系膜小肠。小肠是食物消化和吸收的主要部位。

（一）十二指肠

十二指肠是小肠的起始端，长约 25 cm，相当于人的十二根手指并在一起的长度，故称十二指肠。它位于腹腔的后上部，上端起于幽门，下端在第 2 腰椎体左侧，续于空肠，呈马蹄铁形，从右侧包绕胰头。

十二指肠可分为上部、降部、水平部和升部 4 部分。在十二指肠中部（降部）的后内侧壁上有胆总管和胰腺管的共同开口，胆汁和胰液由此流入小肠。

（二）空肠和回肠

空肠约占空、回肠全长的 2/5，主要占据腹膜腔的左上部，回肠占远侧的 3/5，一般位于腹膜腔的右下部。空肠和回肠之间并无明显界限，在形态和结构上的变化是逐渐改变的。

虽然十二指肠具有相当固定的长度，但其余小肠的长度尚未确定。尸检测量提示成人小肠的长度为 300 ~900 cm，平均约 600 cm。生存期间所做的其他测量要短得多，长度约280 cm。支撑小肠的肠系膜从起始部呈扇形展开，仅长 15 ~20 cm。肠系膜沿着一条斜线从左至右通过后腹壁，从十二指肠空肠曲直达右髂窝。

（三）小肠的组织结构

小肠的管壁由内向外由黏膜、黏膜下层、肌层和浆膜构成。其结构特点是管壁有环形皱襞，黏膜有许多绒毛，绒毛根部的上皮下陷至固有层，形成管状的小肠腺，又称肠隐窝，其开口位于绒毛根部之间。

小肠腺与绒毛的上皮是连续的，绒毛和肠腺与小肠的消化、吸收功能关系密切。

构成小肠腺的细胞有柱状细胞、杯状细胞、Paneth 细胞和未分化细胞。柱状细胞和内分泌细胞与绒毛上皮相似：接近绒毛的柱状细胞与吸收细胞相似，绒毛深部的柱状细胞微绒毛少而短，不形成刷状缘。

小肠腔面的环形皱襞从距幽门约 5 cm 处开始出现，在远端十二指肠和近端空肠极发达，向下逐渐减少和变短。黏膜表面还有许多细小的肠绒毛，是由上皮和固有层向肠腔突起而成的，长0.5～1.5 mm，形状不一，以十二指肠和空肠近端最发达。绒毛在十二指肠呈叶状，在空肠呈指状，在回肠则短而细。环形皱襞和绒毛使小肠表面积扩大 20～30 倍，总面积达 20 m^2，可增加和肠腔内容物的接触面积。绒毛结构如受扰乱则可影响吸收面积。

（四）小肠的血液供应

小肠由腹腔动脉和肠系膜上动脉两个系统供血：

1. 腹腔动脉

先后经肝动脉、胃十二指肠动脉、胰十二指肠上动脉供应十二指肠上部。肠系膜上动脉经胰十二指肠下动脉供应十二指肠降部、水平部和升部。

2. 肠系膜上动脉

肠系膜上动脉的空、回肠支供应空、回肠。肠系膜上动脉向前下越过十二指肠水平部进入小肠系膜根部，以后向右弯行至右髂窝，途中发出 10～16 个空、回肠支，在肠系膜内形成多级弓状吻合，最后从终末动脉弓发出许多直行动脉到肠管，其分支沿肠管环行，然后再分支穿过肠壁的肌层，在黏膜下层形成血管丛，再发出终末小支到小肠腺和绒毛。

小肠静脉与同名动脉伴行，经肠系膜上静脉汇入门静脉。十二指肠静脉血液经胃网膜右静脉或幽门下静脉汇入门静脉。

（五）小肠的淋巴回流

十二指肠的淋巴通过十二指肠旁淋巴结向上至胃十二指肠淋巴结和腹腔淋巴结，向下至肠系膜上淋巴结。

肠道的淋巴回流有别于其他部位的淋巴回流：

1. 肠道的淋巴液

来源于肠道吸收食物营养后产生的大分子脂肪和蛋白质，其外观呈牛奶样，因此医学上也称之为乳糜液。

2. 淋巴液

由肠淋巴管吸收后经集合淋巴管汇合成肠干，经乳糜池、胸导管，汇入左侧的颈静脉角，进入静脉回流，这一过程称为淋巴回流。

三、大肠

大肠是消化管的最后一段，长约1.5 m，起自右髂窝，终于肛门，可分为盲肠、结肠和直肠三段。大肠在腹腔内围绕小肠襻形成框形。大肠肠管较小肠粗，但管壁比小肠薄。其管径近侧粗，向远侧渐细，到直肠又增大。大肠的主要功能是吸收水分、电解质，将不消化的残渣以粪便的形式排出体外。

（一）盲肠和阑尾

盲肠是大肠的起始部，长6～8 cm，宽约8.5 cm，上续升结肠，左接回肠，下端为膨大的盲端。盲肠位于右髂窝内，一般被腹膜完全覆盖，后方可有极其短的盲肠系膜固定于后腹壁，在腹腔内可稍有活动。若系膜过长，活动度大，称游离盲肠。

回肠、盲肠的连通口称为回盲口。回盲口处的黏膜折成上、下两个半月形的皱襞，称为回盲瓣。盲肠内张力增加时，使系膜拉紧，上下唇关闭回盲口，此瓣具有括约肌的功能，可防止大肠内容物逆流进入小肠。

阑尾是一长2～20 cm、直径0.5～1.0 cm的盲管，内腔与盲肠相通，其末端游离。阑尾是盲肠末端在进化过程中退化形成的，形如蚯蚓，所以又称蚓突。阑尾全长都附有阑尾系膜，其活动范围较大。阑尾开口于回盲瓣后下方2 cm处，开口处有半月形阑尾瓣，防止粪汁和异物进入腔内。

（二）结肠

结肠介于盲肠和直肠之间，长约1.3 m。按其所在位置及形态，可分为升结肠、横结肠、降结肠和乙状结肠四部分。升结肠是盲肠向上延续的部分，至肝右叶下方弯向左形成横结肠。横结肠左端到脾的下部，折向下至左髂嵴的一段叫降结肠。左髂嵴平面以下的一段结肠位于腹下部和小骨盆腔内，肠管弯曲，称乙状结肠，在第3骶椎平面续于直肠。升结肠和降结肠由腹膜覆盖在前面和两侧，直接固定在后腹壁，位置较固定；横结肠和乙状结肠完全被腹膜包裹，并形成系膜固定于后腹壁，活动度较大。

结肠的形态特征：①有半球形膨起的结肠袋，袋间有深的切痕，从腔内看是结肠半月形皱襞向肠腔突出处；②表面有3条平行等距纵形的结肠带，由外纵肌层构成，在横结肠，其中一条位于横结肠系膜附着处（结肠系带），另一条在大网膜（大网膜带）；③沿结肠系带有许多浆膜下含脂肪的形态各异的突起，称为肠脂垂，长2～3 cm，它可发生扭转、炎症及坏死病变。

结肠壁有黏膜、黏膜下层、肌层（内环、外纵）和浆膜层。其黏膜层的结构和小肠相似，但无绒毛，上皮呈柱状，有长0.5 mm的管状隐窝，固有层含很多与免疫相关的浆细胞、淋巴细胞和巨噬细胞，还有大量淋巴小结伸入黏膜下层。上皮的基底层有成纤维细胞和细胞外基质，在调节上皮内细胞增殖与分化有重要的作用。黏膜下层有许多小静脉、小动脉和淋巴管。外纵肌集聚形成三条结肠带围绕在结肠周围，使邻近的结肠膨出，形成许多结肠袋。

（三）直肠和肛管

直肠为大肠的末段，长 15 ~ 16 cm，呈梭形，位于盆腔内。直肠上端平第 3 骶椎处接续乙状结肠，沿骶骨和尾骨的前面下行，穿盆膈终于肛门。正常情况下直肠空虚，粪便集中在乙状结肠。直肠主要功能是分泌黏液，以利粪便排出。

直肠在盆膈以上的部分称为直肠盆部，盆部的下段肠腔膨大，称为直肠壶腹。盆膈以下的部分缩窄称为肛管或直肠肛门部，长 3 ~ 4 cm。

直肠壶腹内面的黏膜，形成 2 ~ 3 条半月状的直肠横襞（Houston 瓣），由黏膜层、黏膜下层和环纵肌共同构成。一般 2 条在左，1 条在右。最上横襞接近于直肠乙状结肠交界处；中间的横襞大而恒定，是定位直肠病灶的标志，距肛门约7.5 cm，相当于腹膜在前壁向前反折到膀胱或子宫的水平。

第二节　消化道生理

一、概述

人的消化系统由消化道和消化腺组成，消化道包括口腔、咽、食管、胃、小肠和大肠，主要的消化腺有唾液腺、肝、胰和散在分布于消化道壁内的腺体。消化系统的主要生理功能是对食物进行消化和吸收，为机体的新陈代谢提供必不可少的营养物质以及水和电解质等。此外，消化器官还有重要的内分泌功能和免疫功能。

在消化道中，除口腔、咽、食管上端的肌肉和肛门外括约肌是骨骼肌外，其余部分都由平滑肌组成。在平滑肌细胞之间存在缝隙连接。平滑肌的舒缩活动与食物的机械性消化、化学性消化以及吸收过程是密切相关的，细胞间的缝隙连接可使电信号在细胞间传递。

消化道平滑肌具有肌肉组织的共同特性，如兴奋性、传导性和收缩性，同时又具有其自身的特点。

（一）消化道平滑肌的一般生理特性

1. 舒缩迟缓

其收缩的潜伏期、收缩期和舒张期所占的时间均比骨骼肌长。消化道平滑肌的一次舒缩过程可在 20 s 以上。

2. 富有伸展性

消化道平滑肌具有较大的伸展性。胃的伸展性尤其明显，进食后，大量食物暂时储存于胃内而不发生明显的压力改变，因而具有重要意义。

3. 具有紧张性

消化道平滑肌经常保持一种微弱的持续收缩状态，称为平滑肌的紧张性。消化道各种不同形式的运动也都是在此紧张性的基础上进行的。

4. 节律性收缩

消化道平滑肌在离体后置于适宜的环境中，仍能进行节律性舒缩，但其节律缓慢且不规则，变异性较大，通常每分钟数次至十余次，远不如心肌舒缩那样规则。

5. 对电刺激不敏感

用单个电刺激不能引起平滑肌收缩；但它对温度变化、化学和牵张刺激的敏感性较高。例如，温度升高、微量的乙酰胆碱或牵拉均能引起其明显收缩；而微量的肾上腺素则使其舒张。

（二）消化道平滑肌的电生理特性

消化道平滑肌与其他可兴奋组织一样，也有生物电活动。主要有三种电变化，即静息电位、慢波和动作电位。

1. 静息电位

在静息状态下，消化道平滑肌正常的静息电位为 $-50 \sim 60$ mV，其特点是电位较低、电位不稳定、波动较大。静息电位的产生机制主要是 K^+ 由膜内向膜外扩散和生电性钠泵的活动所形成的。此外，少量的 Na^+、Ca^{2+} 向膜内扩散和膜内 Cl^- 向膜外扩散也起一定的作用。

2. 慢波

消化道平滑肌在静息膜电位基础上，可自发地周期性地产生去极化和复极化，形成缓慢的节律性电位波动，由于其频率较慢，因而称为慢波。

慢波可决定消化道平滑肌的收缩节律，故又称基本电节律。慢波的幅度为 5 ~ 15 mV，持续时间为数秒至十几秒。胃平滑肌的慢波频率为每分钟 3 次，十二指肠为每分钟 11 ~ 12 次，回肠末端为每分钟 8 ~ 9 次。

3. 动作电位

在慢波的基础上，消化道平滑肌在受到各种理化因素的刺激后，慢波可进一步去极化，当达到阈电位（约 -40 mV）时，即可暴发动作电位；有时当慢波去极化达到阈电位时，动作电位也可自发产生。

与慢波相比，动作电位的时程很短，10～20 ms，故又称快波。动作电位常叠加在慢波的峰顶上，幅度为60～70 mV，可为单个，也可成簇出现（1～10 次/秒）。

消化道平滑肌的慢波、动作电位和肌肉收缩三者之间是紧密联系的。在慢波去极化的基础上产生动作电位，由动作电位再引起平滑肌收缩，动作电位频率较高时引起的平滑肌收缩也较强。慢波虽然不能直接触发平滑肌的收缩，但它是决定肌肉收缩频率、传播速度和方向的控制波。

（三）消化腺的分泌功能

消化道黏膜内散在分布许多大小不等的腺体，在消化道的附近还有唾液腺、胰和肝，它们向消化道内分泌多种消化液，包括唾液、胃液、胰液、胆汁、小肠液和大肠液等。

成年人每日由各种消化腺分泌的消化液总量为6～8 L，其主要成分是水、无机盐和多种有机物，其中最重要的是多种消化酶，食物的化学性消化就由它们来完成。

消化腺的分泌过程是腺细胞主动活动的过程，包括从血液中摄取原料，在细胞内合成并经浓缩，以酶原颗粒和囊泡等形式储存起来，需要时由细胞排出等复杂的过程。

（四）消化道的神经支配及其作用

支配消化道的神经有分布于消化道壁内的内在神经系统和外来神经系统两大部分。两者相互协调，共同调节消化道的功能。

1. 内在神经系统

消化道的内在神经系统又称为肠神经系统，是由分布于消化道壁内无数不同类型的神经元和神经纤维所组成的神经网络。其神经元的总数约10^8个，相当于脊髓内神经元的总数。其中有感觉神经元和运动神经元，前者感受消化道内化学、机械和温度等刺激；后者则支配消化道平滑肌、腺体和血管；此外，还有大量的中间神经元。

各种神经元之间通过短的神经纤维形成网络联系，组成一个结构与功能十分复杂、相对独立而完整的网络整合系统，因而有肠脑之称。

内在神经系统在调节胃肠运动和分泌以及胃肠血流中起重要作用。

2. 外来神经系统

消化道除口腔、咽、食管上端的肌肉及肛门外括约肌由躯体神经支配外，主要接受自主神经（包括交感和副交感神经）系统的支配。

交感神经兴奋时，可引起消化道运动减弱，腺体分泌抑制和血流量减少，而消化道括约肌却收缩，其机制尚不清楚。

副交感神经兴奋时，释放乙酰胆碱，通过激活 M 受体，可使消化道收缩，腺体分泌增多，而消化道括约肌却松弛。此外，尚有少量肽能神经纤维，末梢释放的递质有P物质、血管活性肠肽、脑啡肽和生长抑素等。

（五）消化道的内分泌功能

目前已知，从胃到大肠的黏膜层内存在多种内分泌细胞；消化道内所含的内分泌细胞数远大于体内所有内分泌腺所含的细胞总数。所以，消化道不仅是个消化器官，也是目前所知的体内最大的内分泌器官。

由消化道内分泌细胞合成和释放的激素，统称为胃肠激素。这类激素在化学结构上都属于肽类物质，故又称胃肠肽。迄今已被鉴定的胃肠激素有30余种，其中最主要的有胃泌素、缩胆囊素、促胰液素、抑胃肽和胃动素等。

1. 消化道的内分泌细胞

消化道的内分泌细胞可分为开放型细胞和闭合型细胞两类。

1）开放型细胞：顶端有微绒毛突入消化道腔内，能感受腔内的食物成分和pH值等化学刺激。

2）闭合型细胞：顶端不暴露于消化道腔内，而是被相邻的非内分泌细胞所覆盖。这类细胞能感受机械性刺激、温度变化和组织液、血液等局部环境的变化。

2. APUD细胞

消化道的内分泌细胞都具有摄取胺前体、进行脱羧而产生肽类或活性胺的能力，这类细胞统称为APUD细胞。目前已知，具有这种能力的细胞种类颇多，除消化道和胰腺的内分泌细胞外，神经系统、甲状腺、肾上腺髓质、腺垂体等组织中也含APUD细胞。双重分布的肽总称为脑—肠肽。

3. 胃肠激素的分泌方式

多数胃肠激素（如胃泌素、促胰液素、缩胆囊素、抑胃肽等）经血液循环途径而起作用，即远距分泌或经典的内分泌方式；有些胃肠激素则通过旁分泌（如生长抑素）、神经分泌（如血管活性肠肽、蛙皮素、P物质等）而产生效应。

此外，有些胃肠激素（如胃泌素、胰多肽）可直接分泌入胃肠腔内而发挥作用，这种方式称为腔分泌；还有些胃肠激素分泌到细胞外，扩散到细胞间隙，再反过来作用于分泌该激素的细胞自身，这种方式称为自分泌。

4. 胃肠激素的生理作用

1）调节消化腺的分泌和消化道的运动：不同的胃肠激素对不同的器官、组织可产生不同的调节作用，一个激素可调节多个消化器官的功能，而一个消化器官的功能往往接受多种激素的调节。

2）营养作用：一些胃肠激素具有促进消化道组织代谢和生长的作用，称为营养作用。切除胃窦的患者，血清胃泌素水平下降，胃黏膜萎缩；胃泌素瘤的患者，血清胃泌素水平很高，且多伴有胃黏膜的增生、肥厚。

3）调节其他激素的释放：在消化期，从消化道释放的抑胃肽对胰岛素的分泌具有很强的刺激作用；胰多肽和血管活性肠肽对生长激素、胰岛素、胰高血糖素和胃泌素等多种激素的释放均有调节作用。

（六）消化道血液循环的特点

1. 消化道血供的特点

消化道是机体最大的储血器官。在静息状态下，消化系统的血流量约占心输出量的1/3。在进餐后，小肠绒毛及其邻近的黏膜下层的血流量可增加至平时的8倍以上，2～4 h才降至进餐前的水平。可见，消化道的血流量与局部组织的活动水平密切相关。

2. 影响消化道血流量的因素

由于消化系统活动增强，可使消化道组织的代谢率增加；由于食物的刺激，消化道可释放多种胃肠激素舒张血管；副交感神经兴奋时，局部血流量增加；交感神经兴奋时，血流量减少，但数分钟后，血流量即可恢复。

二、胃内消化

成年人的胃容量为1～2 L。胃的消化功能包括胃液的化学性消化和胃运动的机械性作用，使进入胃内的半固体食团被胃液水解和胃运动所研磨，形成食糜，此后，逐次少量地通过幽门排入十二指肠。

（一）胃液及其分泌

1. 胃的分泌细胞

胃黏膜内含有三种管状外分泌腺和多种内分泌细胞。所以，胃黏膜与胃的化学性消化功能的关系最为密切。

1）外分泌细胞：胃黏膜的外分泌细胞构成外分泌腺。胃的外分泌腺主要有贲门腺、泌酸腺和幽门腺三种。此外，还有分布于胃的所有区域的上皮细胞。

2）内分泌细胞：主要有G细胞、D细胞和肠嗜铬样细胞三种。

2. 胃液的性质、成分和作用

纯净的胃液是无色的酸性液体，pH值为0.9～1.5。正常成年人每日分泌量为1.5～2.5 L。胃液中除含大量水外，主要成分包括盐酸、HCO_3^-、Na^+、K^+等无机物和消化酶、黏蛋白、内因子等有机物。

1）盐酸：盐酸也称胃酸，由泌酸腺中的壁细胞所分泌。

盐酸在胃液中有两种形式，一种呈游离状态，称为游离酸；另一种与蛋白质结合成盐酸蛋白盐，称为结合酸。两者在胃液中的总浓度称为胃液的总酸度。

在纯净的胃液中，盐酸的含量通常以单位时间内分泌的毫摩尔数表示，称为胃酸排出量。正常人空腹时，盐酸排出量为0～5 mmol/h，称为基础酸排出量。在食物或某些药物（如胃泌素或组胺）的刺激下，盐酸排出量明显增加，其最大排出量可达25 mmol/h。盐酸的最大排出量主要决定于胃黏膜壁细胞的数目及其功能状态，男性的胃酸分泌率大于女性，50岁以后分泌速率有所降低。

盐酸主要作用有以下几个方面：①可将无活性的胃蛋白酶原激活为有活性的胃蛋白酶，并为其发挥分解蛋白质的作用提供合适的酸性环境；②可促使食物中的蛋白质变性，使之易于被消化；③可杀灭随食物进入胃内的细菌；④可与 Ca^{2+} 和 Fe^{2+} 结合，形成可溶性盐，从而促进它们在小肠内的吸收；⑤进入十二指肠后，可促进促胰液素、缩胆囊素的释放，进而促进胰液、胆汁和小肠液的分泌。

2）胃蛋白酶原：胃蛋白酶原主要是由泌酸腺的主细胞合成和分泌的，黏液颈细胞、贲门腺和幽门腺的黏液细胞及十二指肠近端的腺体也能分泌胃蛋白酶原。胃蛋白酶原以无活性的酶原形式储存在细胞内。迷走神经兴奋、进餐以及其他刺激可引起其释放增多。胃蛋白酶原进入胃腔后，在盐酸的作用下或在酸性环境中，分离出1个小分子多肽，从而形成有活性的胃蛋白酶。已被激活的胃蛋白酶对胃蛋白酶原也有激活作用，即自我激活。胃蛋白酶为内切酶，只在较强的酸性环境中才能发挥作用，其最适pH值为2.0～3.5，当pH值>5.0时便失活。

3）黏液和碳酸氢盐：胃的黏液是由胃黏膜表面的上皮细胞、颈黏液细胞、贲门腺和幽门腺共同分泌的。其主要成分是糖蛋白，具有较高的黏滞性和形成凝胶的特性。它在正常人的胃黏膜表面形成厚约0.5 mm的黏液凝胶保护层。

胃黏液的作用有：①具有润滑作用，有利于食糜在胃内的往返运动；②保护胃黏膜免受坚硬食物的机械性损伤；③黏液呈中性或弱碱性，可降低胃液的酸度，减弱胃蛋白酶的活性；④由于黏液具有较高的黏滞性，在胃黏膜表面形成的黏液层能减慢胃腔中的 H^+ 向胃壁扩散速度。

胃内 HCO_3^- 主要由胃黏膜非泌酸细胞所分泌，仅有少量的 HCO_3^- 是从组织间液渗入胃内的。基础状态下，其分泌速率仅为 H^+ 分泌速率的5%，进食时，分泌速率增加。单独的黏液或碳酸氢盐的分泌都不能有效地保护胃黏膜免受胃腔内盐酸和胃蛋白酶的损伤，而由黏液和碳酸氢盐共同构成的一个厚0.5～1.0 mm的抗胃黏膜损伤的屏障，称为黏液—碳酸氢盐屏障。其在一定程度上能有效保护胃黏膜免受 H^+ 的直接侵蚀，同时也使胃蛋白酶原在上皮细胞侧不能被激活，因而可防止胃蛋白酶对胃黏膜的消化作用。

4）内因子：内因子是壁细胞分泌的一种糖蛋白。它有两个活性部位，一个部位与进入胃内的维生素 B_{12}结合，形成内因子—维生素 B_{12}复合物，保护维生素 B_{12}不被小肠内水解酶破坏；另一部位与远侧回肠黏膜上的受体结合，促进维生素 B_{12}的吸收。

（二）胃液分泌的调节

在消化间期（空腹时）胃液分泌很少，称为消化间期胃液分泌；进食后，在神经和体液因素的调节下，胃液大量分泌，属消化期胃液分泌。进食是胃液分泌的自然刺激。

促进胃酸分泌的内源性物质主要有乙酰胆碱、胃泌素、组胺和胃蛋白酶原。抑制胃酸分泌的内源性物质主要有生长抑素、促胰液素、前列腺素及表皮生长因子等。

进食后，胃液的分泌开始增多，其分泌的调节按刺激部位的不同可人为地分成头期、胃期和肠期三个时期，实际上这三个时期几乎是同时开始、互相重叠的，它们都受神经和体液因素的双重调节。

在消化期内，胃液的分泌是兴奋性和抑制性因素共同作用的结果。抑制胃液分泌的因素除精神、情绪因素外，主要有胃酸、脂肪和高张溶液。

（三）胃黏膜的细胞保护作用

胃黏膜和肌层中含有高浓度的前列腺素（PG）以及表皮生长因子等，它们可有效地抵抗强酸、强碱、酒精和胃蛋白酶等有害因素所致的损伤。

20 世纪 80 年代，我国著名的生理学家王志均教授就提出了“细胞保护作用可能是胃肠肽的生理功能之一”的论断，证明了蛙皮素、神经降压素、生长抑素和降钙素基因相关肽等均可抵抗多种损害性刺激对胃黏膜的损伤，通常把这些作用称为直接细胞保护作用。

近年来还注意到，经常存在的弱刺激可有效地减轻或防止强刺激对胃黏膜的损伤，这种情况称为胃的适应性细胞保护作用。

三、胃的运动

根据胃壁肌层的结构和功能特点，胃底和胃体上 1/3（也称头区）的主要功能是容纳和暂时储存食物，调节胃内压及促进液体的排空；胃体其余 2/3 和胃窦（也称尾区）的主要功能是混合、磨碎食物形成食糜，并加快固体食物的排空。

（一）胃运动的形式及其调节

1. 容受性舒张

由进食动作（如咀嚼、吞咽）和食物对咽、食管等感受器的刺激反射性地引起胃底和胃体肌肉的舒张，称为容受性舒张。这种舒张可使胃容量由空腹时的50 ml左右增大到进食后的1.5 L左右，既能适应大量食物的暂时储存，又能保持胃内压基本不变，有利于食物在胃内充分消化。

2. 紧张性收缩

紧张性收缩是消化道平滑肌共有的运动形式。这种收缩使胃腔内具有一定的压力，有助于胃液渗入食物内部，促进化学性消化，并协助推动食糜移向十二指肠，同时还可使胃保持一定的形状和位置，不至于出现胃下垂。

3. 蠕动

食物入胃约5 min后即开始蠕动，蠕动波起自胃体中部，逐步向幽门方向推进。胃的蠕动波频率约每分钟3次，每个蠕动波约需1 min到达幽门，通常是一波未平，一波又起。

（二）胃的排空及其影响因素

1. 胃排空的过程

一般情况下，食物入胃5 min后即有部分食糜被排入十二指肠。

食糜的物理性状和化学成分不同，胃排空的速度也不同：在3种主要营养物质中，糖类排空最快，蛋白质次之，脂肪最慢；一般而言，稀的流体食物比稠的固体食物排空快；碎小的颗粒食物比大块食物排空快；等渗溶液比高渗溶液排空快。混合性食物由胃完全排空的时间为4 ~6 h。

2. 影响胃排空的因素

胃内促进排空的因素主要与胃内食物量和食物的机械扩张刺激或化学刺激相关。十二指肠内抑制胃排空的因素主要有肠—胃反射及胃肠激素的释放。

胃内因素与十二指肠因素是互相配合、共同作用的。食物刚入胃时，排空速度较快；以后十二指肠内抑制胃运动的因素逐渐占优势，胃的排空则减慢；随着进入十二指肠的酸被中和，食物的消化产物被吸收，对胃运动的抑制影响逐渐消失，胃的运动又开始逐渐增强，如此反复，直至食糜从胃全部排入十二指肠为止。因此，胃排空是间断进行的，并与十二指肠内的消化和吸收相适应。

（三）非消化期的胃运动

人在空腹时胃处于弛缓状态，胃内压变化较小。非消化期（或称消化间期）的胃运动以间歇性强力收缩为主，伴有较长的以静息期为特征的周期性活动，称为消化间期移行性复合运动（MMC）。MMC始于胃体上部，并向肠道方向扩布，每一周期为90～120 min。

四、小肠内消化

食糜由胃进入小肠后，即开始小肠内的消化过程。小肠是食物消化和吸收最重要的部位。小肠内的消化也是整个消化过程中最重要的阶段。在小肠内，食物受到胰液、胆汁和小肠液的化学性消化和小肠运动的机械性消化。在这里，食物的消化基本完成，并且许多物质也是在这里被吸收的，余下的食物残渣则进入大肠。

食物在小肠内所经历的时间，随其性质不同而有差异，一般混合性食物在小肠内停留的时间为3~8 h。

（一）胰液的分泌

胰腺兼有外分泌和内分泌双重功能。胰腺的外分泌部分由腺泡及导管所组成；它们所分泌的胰液具有很强的消化能力，是最重要的消化液。

1. 胰液的性质、成分和作用

胰液是无色、无臭的碱性液体，pH值7.8～8.4，渗透压与血浆相等。

成年人每日分泌的胰液量为1～2 L。胰液的成分包括水、无机物和有机物。

1）胰液的无机成分和作用：胰液的无机成分中，量最大的是水，占97.6%；无机物主要是负离子HCO_3^-和Cl^-。

HCO_3^-的主要作用是中和进入十二指肠的胃酸，保护肠黏膜免受强酸的侵蚀；为小肠内多种消化酶作用的发挥提供最适宜的酸碱环境。

2）胰液中的有机成分和作用：胰液中的有机物主要是由胰腺腺泡细胞分泌的多种消化酶，包括消化淀粉的胰淀粉酶，消化蛋白质的胰蛋白酶、糜蛋白酶、羧基肽酶，和消化脂肪的胰脂肪酶。

因为胰液中含有消化3种主要营养物质的消化酶，所以胰液是所有消化液中消化力最强、消化功能最全面的一种消化液。当胰液分泌缺乏时，即使其他消化腺的分泌都正常，食物中的脂肪和蛋白质仍然不能被完全消化和吸收，从而导致脂肪泻；同时，也可使脂溶性维生素A、D、E、K等吸收受到影响，但对糖的消化和吸收影响不大。

2. 胰液分泌的调节

在非消化期间，胰液几乎不分泌或很少分泌。进食后，胰液开始分泌或分泌增加，食物是刺激胰腺分泌的自然因素。胰液分泌的调节，像胃液分泌的调节一样，也分为头期、胃期和肠期。头期主要是神经调节，胃期和肠期以体液调节为主。

胰液的分泌受多种胃肠激素的调节，主要有促胰液素、缩胆囊素、胃泌素几种。

此外，肠腔内胰蛋白酶对胰酶的分泌具有负反馈调节作用。其生理意义在于防止胰蛋白酶的过度分泌。

（二）胆汁的分泌

肝细胞能持续生成胆汁，胆汁生成后由肝管流出，经胆总管排入十二指肠，或由肝管流经胆囊管而储存于胆囊中，在消化期再由胆囊排至十二指肠。

1. 胆汁的性质和成分

胆汁系一种味苦的有色液汁，由肝细胞分泌后直接流入小肠的胆汁称为肝胆汁，肝胆汁呈金黄色或橘棕色，pH 值约 7.4，比重 1.009；在胆囊中储存过的胆汁称为胆囊胆汁，胆囊胆汁因在胆囊中被浓缩而颜色变深，并因碳酸氢盐被胆囊吸收而呈弱酸性，pH 值约 6.8。成年人每日分泌的胆汁为 800～1 000 ml。胆囊能储存 40～70 ml 胆汁。

胆汁的成分很复杂，除水分和 Na^+、K^+、Cl^-、Ca^{2+}、HCO_3^- 等无机成分外，还有胆盐、胆色素、胆固醇、脂肪酸、卵磷脂和黏蛋白等有机成分，此外，还含少量重金属离子，如 Cu^{2+}、Zn^{2+}、Mn^{2+}、Al^{3+} 等。胆汁中不含消化酶。

2. 胆汁的作用

胆汁在消化中的作用主要由胆盐来承担，它对脂肪的消化和吸收具有重要意义。

1）乳化脂肪：促进脂肪消化分解。胆汁中的胆盐、胆固醇和卵磷脂可作为乳化剂，使脂肪乳化成直径仅为 3～10 μm 的脂肪微滴，可加快消化分解。

2）促进脂肪的吸收：胆汁中的胆盐能够帮助脂肪酸、甘油一酯及其他脂类从小肠黏膜吸收。如果缺乏胆盐，食入的脂肪将有 40% 左右不能被消化和吸收。

3）促进脂溶性维生素的吸收：由于胆汁能促进脂肪的消化吸收，所以对脂溶性维生素 A、D、E、K 的吸收也有促进作用。

4）其他作用：胆汁在十二指肠内可中和胃酸；通过肠—肝循环而被重吸收后的胆盐，可直接刺激肝细胞合成和分泌胆汁；微胶粒中的胆盐可防止胆固醇析出而形成胆固醇结晶结石。

3. 胆汁的分泌、排放及其调节

1）胆汁的分泌和排放：在非消化期，由肝细胞持续分泌的胆汁大部分流入胆囊储存。胆囊可吸收胆汁中的水和无机盐，使胆汁浓缩 4～10 倍，因而能增加储存效能。在消化期，胆汁可直接由肝脏以及由胆囊经胆总管排至十二指肠。高蛋白食物（蛋黄、肉类）引起的胆汁排放量最多，高脂肪或混合性食物次之，糖类食物的作用最小。

2）胆汁分泌与排放的调节：受神经和体液因素的调节，但以体液调节为主。

（1）神经调节：进食动作或食物对胃和小肠的刺激都可通过神经反射引起肝胆汁分泌的少量增多，胆囊收缩也轻微加强。其传出途径是迷走神经，切断迷走神经或应用阿托品后，上述反应消失；同时，迷走神经还可促进胃泌素释放，间接引起肝胆汁分泌和胆囊收缩。

（2）体液调节：缩胆囊素可促进胆囊胆汁大量排放至十二指肠；促胰液素可引起胆汁的分泌量和碳酸氢盐含量增加；胃泌素可促进肝胆汁分泌和胆囊收缩；胆盐可通过肠—肝循环发挥利胆作用。

（三）小肠液的分泌

小肠中有两种腺体，即位于十二指肠黏膜下层的十二指肠腺和分布于整个小肠黏膜层内的小肠腺。小肠液是这两种腺体分泌的混合液，其分泌量是消化液中最多的一种，但其变动较大，成人每日分泌量为 1 ~ 3 L。

1. 小肠液的性质、成分和作用

小肠液呈弱碱性，pH 值约 7.6，渗透压与血浆相近。小肠液中除大量水外，无机成分有 Na^+、K^+、Ca^{2+}、Cl^-、HCO_3^- 等，有机成分有黏蛋白、IgA 和肠激酶等。在不同的条件下，小肠液的性状变动很大，有时较稀薄，有时则因含有大量黏蛋白而变得很黏稠。小肠液中还常混有脱落的肠上皮细胞、白细胞等。

从小肠腺分泌入肠腔的消化酶——肠激酶，能激活胰蛋白酶原。当营养物质被吸收入上皮细胞内时，这些存在于上皮细胞刷状缘内的消化酶可发挥消化作用，将寡肽进一步分解为氨基酸，将蔗糖、麦芽糖和乳糖进一步分解为单糖，从而能阻止没有完全分解的消化产物被吸收入血。小肠液中的黏蛋白具有润滑作用，并在黏膜表面形成一道抵抗机械损伤的屏障。HCO_3^- 能中和胃酸，保护十二指肠黏膜免受胃酸侵蚀。由于小肠液的量较大，因而可稀释肠内消化产物，降低其渗透压，有利于消化物的消化和吸收。

2. 小肠液分泌的调节

在调节小肠液分泌的许多因素中，最重要的是各种局部神经反射，特别是食糜对肠黏膜局部机械性或化学性刺激所引起的肠神经系统的局部反射。小肠内食糜量越大，小肠液的分泌量就越多。

此外，一些能促进其他消化液分泌的激素，如胃泌素、促胰液素、缩胆囊素、血管活性肠肽和胰高血糖素等，都能刺激小肠液的分泌。

五、小肠的运动

小肠肠壁的外层是较薄的纵行肌，内层是较厚的环行肌。小肠的运动是靠其肠壁内、外两层平滑肌的舒缩活动完成的。空腹时，小肠运动很弱，进食后逐渐增强，与胰液、胆汁和小肠液的化学性消化协同活动。

（一）小肠运动的形式

1. 紧张性收缩

小肠平滑肌的紧张性收缩是小肠其他运动有效进行的基础，平滑肌的紧张性收缩即使在空腹时也存在，在进食后则显著增强。

2. 分节运动

小肠的分节运动是一种以肠壁环行肌为主的节律性收缩和舒张活动。其意义主要在于使食糜与消化液充分混合，有利于化学性消化的进行；同时能增强食糜与小肠黏膜的接触，有利于营养物质的吸收；此外，通过对肠壁的挤压，有助于血液和淋巴的回流，为吸收创造良好的条件。

3. 蠕动

小肠的蠕动可发生于小肠的任何部位，并向肠道远端传播，速度为0.5～2.0 cm/s，近端大于远端。进食后蠕动明显增强，蠕动的意义在于使经过分节运动的食糜向前推进，到达新的肠段，再开始新的分节运动。

4. 回盲瓣的活动

在回肠末端与盲肠交界处的环行肌显著加厚，称为回盲瓣，其长度约4 cm，静息状态下回肠末端内压比结肠内压高15～20 mmHg*。回盲瓣的作用是防止回肠内容物过快、过早地进入结肠，以便小肠内容物充分消化和吸收；回盲瓣具有活瓣样作用，可阻止大肠内容物倒流入回肠。

（二）小肠运动的调节

1. 壁内神经丛、肌间神经丛对小肠运动具有调节作用

食糜对小肠的机械性和化学性刺激，均可通过局部神经丛反射使小肠蠕动加强。切断支配小肠的外来神经后，蠕动仍可进行，说明小肠内在神经丛对小肠的运动起主要作用。

---

* 1 mmHg＝0.133 kPa。

2. 外来神经调节

副交感神经的兴奋能增强小肠运动，交感神经兴奋则抑制小肠运动。它们的作用一般是通过小肠壁内神经丛实现的。同时，小肠的运动还受神经系统高级中枢的影响，如情绪的波动可改变肠的运动功能。

3. 体液调节

胃肠激素在调节小肠运动中起重要作用。如胃泌素、缩胆囊素和胃动素等都能促进小肠的运动；而促胰液素、生长抑素和血管活性肠肽等则可抑制小肠的运动。

六、大肠的功能

人类的大肠没有重要的消化作用。大肠的主要功能有：吸收肠内容物中的水分和无机盐，参与机体对水、电解质平衡的调节；吸收由结肠内微生物合成的维生素 B 复合物和维生素 K；完成对食物残渣的加工，形成并暂时储存粪便，以及将粪便排出体外。

（一）大肠液的分泌及大肠内细菌的活动

1. 大肠液的分泌

大肠液是由大肠黏膜表面的柱状上皮细胞及杯状细胞分泌的。大肠的分泌物富含黏液和碳酸氢盐，pH 值为 8.3 ~ 8.4，其中最重要的成分是黏蛋白，起到保护肠黏膜和润滑粪便的作用。

2. 大肠内细菌的活动

大肠内有大量细菌，主要是大肠杆菌、葡萄球菌等，它们主要来自空气和食物。

大肠内的细菌能利用肠内较为简单的物质合成维生素 B 复合物和维生素 K，它们在肠内被吸收，能为人体所利用。

据估计，粪便中死菌和活菌占粪便固体总量的 20% ~ 30%。

（二）大肠的运动和排便

大肠的运动少而缓慢，对刺激的反应也较迟缓，这些特点有利于粪便在大肠内暂时储存。

1. 大肠运动的形式

1）袋状往返运动：这是在空腹和安静时最多见的一种非推进性运动形式。这种运动有助于促进肠道对水的重吸收。

2）分节推进和多袋推进运动：这是人在餐后或副交感神经兴奋时的运动形式。分节推进运动是将一个结肠袋的内容物推移到邻近肠段，收缩结束后，肠内容物不返回原处；如果在一段较长的结肠壁上同时发生多个结肠袋收缩，并使其内容物向下推移，则称为多袋推进运动。

3）蠕动：大肠蠕动的意义也在于将肠内容物向远端推进。餐后结肠运动的增强称为胃—结肠反射。胃—结肠反射敏感的人往往在餐后或餐间产生便意，此属于生理现象，多见于儿童。

2. 排便

正常人的直肠内通常是没有粪便的。当肠蠕动将粪便推入直肠时，刺激直肠壁上的感受器，冲动经盆神经和腹下神经传入脊髓腰骶段的初级排便中枢，并同时上传到大脑皮质引起便意。

排便反射受大脑皮质的意识控制，如果对便意经常予以制止，可使直肠对粪便压力刺激的敏感性逐渐降低，便意的刺激阈就会提高。

七、吸收

（一）吸收的部位

消化道不同部位对各种物质的吸收能力和速度是不同的。食物在口腔和食管内一般不被吸收，只有某些脂溶性药物（如硝酸甘油）能通过口腔黏膜进入血液；在胃内，食物也很少被吸收，仅有乙醇和少量水分以及某些药物（如阿司匹林）可被吸收；大肠主要吸收水分和无机盐。

作为重要的吸收部位，小肠具备多方面的有利条件，如吸收面积大，绒毛内富含毛细血管、毛细淋巴管、平滑肌纤维和神经纤维网等结构，营养物质在小肠内已被消化为结构简单的可吸收的物质，食物在小肠内停留时间较长等。

（二）小肠吸收的途径和机制

1. 吸收的途径

小肠内的水、电解质和食物水解产物的吸收，主要经跨细胞和细胞旁两种途径跨越肠上皮层进入细胞外间隙，然后再进入血液和淋巴。

2. 吸收的机制

小肠内的水、电解质和食物水解产物的吸收机制有多种，包括被动转运和主动转运。

（三）主要物质在小肠内的吸收

通常情况下，小肠每日可吸收数百克糖，100 g 以上脂肪，50～100 g 氨基酸，50～100 g 无机盐和 6～8 L 水。小肠的吸收潜力很大，需要时，上述各种物质的吸收量可增加数倍。

1. 水的吸收

成年人每日摄入 1 ~2 L 水，每日分泌的消化液为 6 ~8 L，所以胃肠每日吸收的液体总量可达 8 L，而每日随粪便排出的水仅 0.1 ~0.2 L。水的吸收是被动的，各种溶质，尤其是 NaCl 的主动吸收所产生的渗透压梯度是水吸收的动力。

2. 无机盐的吸收

单价碱性盐类，如钠、钾、铵盐的吸收较快；多价碱性盐则吸收较慢；而与钙结合形成沉淀的盐则不能被吸收。

1）钠的吸收：成年人每日摄入 5 ~8 g 钠，每日分泌到消化液中的钠为 20 ~30 g，而每日吸收的钠为 25 ~35 g，表明肠内容物中 97% ~99% 的钠被吸收回血液。小肠黏膜对钠的吸收属于主动转运。吸收钠的原动力来自于肠上皮细胞基底侧膜上的钠泵。

2）铁的吸收：铁的吸收量较有限，人每日吸收铁约1 mg，仅占每日膳食中含铁量的 5% ~10%。铁的吸收与人体对铁的需求量有关。体内铁过多，可抑制其吸收；孕妇、儿童及急性失血者对铁的吸收量增加，是正常人的 2 ~5 倍。铁的吸收是一个主动过程，吸收铁的主要部位是在小肠上部。

3）钙的吸收：钙的主要吸收部位是小肠，其中以十二指肠的吸收能力为最强。食物中的结合钙须转变成离子钙才能被吸收。钙的吸收是一个主动转运过程，在小肠黏膜细胞的微绒毛上存在一种钙结合蛋白（CaBP），与钙有很强的亲和力。

3. 糖的吸收

食物中的糖类一般须被分解为单糖后才能被小肠吸收。各种单糖的吸收速率有很大差别，其中以半乳糖和葡萄糖的吸收为最快，果糖次之，甘露糖则最慢。

葡萄糖的吸收是逆浓度梯度进行的主动转运过程，其能量来自钠泵的活动，属于继发性主动转运。

4. 蛋白质的吸收

食物中的蛋白质必须在肠道内被分解为氨基酸和寡肽后才能被吸收。吸收部位主要在小肠，吸收的途径是血液。

与葡萄糖的吸收相似，氨基酸的吸收也与钠同向转运，也属于继发性主动转运。医学界曾经认为，蛋白质只有水解为氨基酸后才能被吸收。现已证明，小肠内的寡肽（指由 2 ~6 个氨基酸残基组成的肽）也可被上皮细胞摄取。

5. 脂肪的吸收

在小肠内，脂类的消化产物脂肪酸、甘油一酯、胆固醇等很快与胆汁中的胆盐结合形成水溶性混合微胶粒，然后透过肠黏膜上皮细胞表面的静水层到达细胞的微绒毛。

在这里，甘油一酯、脂肪酸、胆固醇等又逐渐从混合微胶粒中释出，并通过微绒毛的细胞膜进入上皮细胞，而胆盐则被留在肠腔内继续发挥作用。

6. 胆固醇的吸收

胆固醇主要来自食物和肝脏分泌的胆汁，每日进入小肠的胆固醇为 1～2 g。胆汁中的胆固醇是游离的，而食物中的胆固醇部分是酯化的。酯化的胆固醇须在肠腔中经胆固醇酯酶水解为游离胆固醇后才能被吸收。游离胆固醇通过形成混合微胶粒，在小肠上部被吸收。吸收后的胆固醇大部分在小肠上皮细胞中又重新被酯化，生成胆固醇酯，最后与载脂蛋白一起组成乳糜微粒由淋巴进入血液循环。

7. 维生素的吸收

大部分维生素在小肠上段被吸收，只有维生素 B_{12}是在回肠被吸收的。大多数水溶性维生素（如维生素 B_1、B_2、B_6、PP）是依赖于 Na^+ 的同向转运体被吸收的。维生素 B_{12}须先与内因子结合成复合物后，再到回肠被主动吸收。脂溶性维生素 A、D、E、K 的吸收与脂类消化产物相同。

大肠也能吸收肠内细菌合成的维生素，以补充机体维生素摄入的不足；此外，大肠也能吸收由细菌分解食物残渣产生的短链脂肪酸，如乙酸、丙酸和丁酸等。

第三节　西医对小儿胃肠道解剖生理的认识

一、口腔

足月新生儿出生时已具有较好的吸吮吞咽功能，颊部有坚厚的脂肪垫，有助于吸吮活动，早产儿则较差。吸吮动作是复杂的先天性反射，严重疾病可影响这一反射，使吸吮功能变得弱而无力。新生儿及婴幼儿口腔黏膜薄嫩，血管丰富，唾液腺发育不够完善，唾液分泌少，口腔黏膜干燥，易受损伤和细菌感染；3～4 个月时唾液分泌开始增加，5～6 个月时明显增多。但婴儿口底浅，尚不能及时吞咽所分泌的全部唾液，因此常发生生理性流涎。

二、食管

新生儿和婴儿的食管呈漏斗状，黏膜纤弱、腺体缺乏、弹力组织及肌层尚不发达。下食管括约肌发育不成熟，控制能力差，常发生胃食管反流，绝大多数在 8～10 个月时症状消失。婴儿吸奶时常吞咽过多空气，发生溢奶。

三、胃

新生儿胃容量为 30 ~60 ml，后随年龄而增大，1 ~3 个月时为 90 ~150 ml，1 岁时为 250 ~300 ml，5 岁时为 700 ~850 ml，成人约为2 000 ml。故年龄愈小每次喂食量越少、每日喂食次数越多。但哺乳不久幽门即开放，胃内容物陆续进入十二指肠，故实际胃容量不完全受上述容量限制。婴儿胃呈水平位，当开始行走时其位置变为垂直；胃平滑肌发育尚未完善，在充满液体食物后易使胃扩张；由于贲门和胃底部肌张力低，幽门括约肌发育较好，故易引起幽门痉挛，出现呕吐。胃排空时间随食物种类不同而有差异，稠厚含凝乳块的乳汁排空慢；水的排空时间为 1.5 ~2 h；母乳排空时间为 2 ~3 h；牛乳排空时间为 3 ~4 h；早产儿胃排空更慢，易发生胃潴留。

四、肠

小儿肠管相对比成人长，一般为身长的 5 ~7 倍，或为坐高的 10 倍。小肠的主要功能包括运动（蠕动、摆动、分节运动）、消化、吸收及免疫保护。大肠的主要功能是贮存食物残渣、进一步吸收水分以及形成粪便。小肠黏膜肌层发育差，肠系膜柔软而长，结肠无明显结肠带与脂肪垂，升结肠与后壁固定差，易发生肠扭转和肠套叠。肠壁薄故通透性高，屏障功能差，肠内毒素、消化不全产物和过敏原等可经肠黏膜进入体内，引起全身感染和变态反应性疾病。由于小儿大脑皮质功能发育不完善，进食时常引起胃—结肠反射，产生便意，所以大便次数多于成人。

五、肝

年龄越小，肝脏相对越大。婴儿肝脏结缔组织发育较差，肝细胞再生能力强，不易发生肝硬变，但易受各种不利因素的影响，如缺氧、感染、药物中毒等均可使肝细胞发生肿胀、脂肪浸润、变性坏死、纤维增生等病变，影响肝脏正常功能。婴儿时期胆汁分泌较少，故对脂肪的消化、吸收功能较差。

六、胰腺

出生后 3 ~4 个月时胰腺发育较快，胰液分泌量也随之增多，出生后一年，胰腺外分泌部生长迅速，为出生时的 3 倍。胰液分泌量随年龄增长而有所增加，至成年，每日分泌量为 1 ~2 L。酶类出现的顺序为：胰蛋白酶最先，而后是糜蛋白酶、羧基肽酶、脂肪酶，最后是淀粉酶。

新生儿所含脂肪酶活性不高，直到 2 ~3 岁时才接近成人水平，婴幼儿时期胰腺液及其消化酶的分泌易受炎热天气和各种疾病的影响而被抑制，容易发生消化不良。

七、肠道细菌

在母体内，胎儿的肠道是无菌的，出生后数小时细菌即从空气、奶头、用具等经口、鼻、肛门侵入至肠道；主要分布在结肠和直肠。

肠道菌群受食物成分影响，在单纯母乳喂养的胎儿中，双歧杆菌占绝对优势；人工喂养和混合喂养的胎儿肠内的大肠杆菌、嗜酸杆菌、双歧杆菌及肠球菌所占比例几乎相等。正常肠道菌群对侵入肠道的致病菌有一定的拮抗作用。婴幼儿肠道正常菌群脆弱，易受许多内外界因素影响而致菌群失调，引起消化功能紊乱。

八、健康粪便

从食物进入消化道至粪便排出，全程时间因年龄而异：母乳喂养的婴儿平均为13 h，人工喂养者平均为15 h，成人平均为18～24 h。

（一）胎粪

新生儿出生24 h内即会排出胎粪，3～4 d排完，胎粪色黑绿或深绿，黏稠，无臭，是由脱落的上皮细胞、浓缩消化液及胎儿时期吞入的羊水所组成。若喂乳充分，2～3 d即转为正常婴儿粪便。

（二）人乳喂养儿粪便

为黄色或金黄色，多为均匀糊状，或带少许粪便颗粒，或较稀薄，绿色、不臭，呈酸性（pH值4.7～5.1）。每日排便2～4次，一般在增加辅食后次数即减少，1周岁后减至每日1～2次。

（三）人工喂养儿粪便

牛、羊乳喂养的婴儿粪便为淡黄色或灰黄色，较干稠，呈中性或碱性（pH值6～8）。因牛乳含蛋白质较多，粪便有明显的蛋白质分解产物的臭味，每日排便1～2次，易发生便秘。如果仅排便间隔超过48 h，不伴任何不适，不应称为便秘。

（四）混合喂养儿粪便

喂给人乳加牛乳者的粪便与喂牛乳者相似，但较软、黄。添加淀粉类食物可使大便增多，稠度稍减，稍呈暗褐色，臭味加重。添加各类蔬菜、水果等辅食时大便外观与成人相似，每日1～2次。

第四节　中医对小儿生理病理特点的认识

小儿从出生到成人，一直处在不断生长发育的过程中，无论在形体结构，还是在生理方面，都有自身的特点和规律，与成年人有显著不同，年龄越小，这种区别越明显。历代医家对小儿生理特点论述很多，归纳起来，主要表现为稚阴稚阳，阳强阴弱；纯阳之体，生机旺盛；三有余，四不足。

一、小儿生理特点

（一）稚阴稚阳，阳强阴弱

清代医家吴鞠通从阴阳学说出发，在《温病条辨·解儿难》中提出小儿生理“稚阴稚阳”的观点。“稚”指幼小、幼稚而未成熟；“阴”指机体的精血、津液及脏腑、筋骨、脑髓、血脉、肌肤等有形之质；“阳”指体内脏腑的各种生理功能。“稚阴稚阳”是从阴阳学说的角度，高度概括了小儿时期脏腑器官及体格发育未成熟，功能不完善，与成人相比，是处于脏腑未壮，精气未充，经脉未盛，气血不足，神气怯弱的状态。正如《小儿药证直诀》所言：“五脏六腑，成而未全……全而未壮。”即其脏腑阴阳虽俱，但阴气不足，阳气未充，属幼稚阶段，各脏腑的功能活动均处于不稳定状态，故称稚阴稚阳。同时，稚阴稚阳又揭示了小儿的病理反应与成人不同，即生命力脆弱，容易受到伤害；阴阳稚弱，容易出现阴阳不足、阴阳偏颇、阴竭阳脱。

（二）纯阳之体，生机旺盛

我国现存最早的儿科著作《颅囟经·脉法》首先提出“纯阳”学说：“凡孩子三岁以下，呼为纯阳，元气未散。”这里的“纯”指小儿先天所禀的元阴元阳未曾耗散，“阳”指小儿的生命力。“纯阳”学说概括了小儿在生长发育过程中阳充阴长的特点，表现为生机旺盛、发育迅速，并不是指有阳无阴或阴亏阳亢。“纯阳”学说也提示了小儿对致病因子的反应性，具有潜在的强烈、泛化的反应特点以及小儿患病易趋康复的特征。由于小儿生机旺盛，活力充沛，“脏气清灵”，患病之后对于各种治疗措施反应灵敏，“随拨随应”，因而易趋康复。

古代医家对“纯阳”的理解不尽一致。《宣明论方·小儿门》说：“大概小儿病在纯阳，热多冷少也。”《医学正传·小儿科》说：“夫小儿八岁以前曰纯阳，盖其真水未旺，心火已炎。”《小儿药证直诀·四库全书目录提要》说：“小儿纯阳，无烦益火。”《温病条辨·解儿难》说：“古称小儿纯阳，此丹灶家言，谓其未曾破身耳。”上述医家多从小儿病理角度阐述“纯阳”，但从《颅囟经·脉法》原文，结合小儿生长发育过程来看，《幼科要略·总论》中的观点更为确切，“纯阳二字，须善体会，是生气之极惩阳气之已充也”。

纯阳、稚阴稚阳、阳常有余，三者之间不是对立的矛盾，而是统一的认识，从不同的角度、不同的侧面揭示了小儿阴阳的本质，充实、完善了小儿阴阳学说特点，丰富了小儿阴阳学说的内容。稚阴稚阳是指小儿形气未充、阴阳皆稚弱；而纯阳、阳常有余，言稚弱之阴阳中阴稚尤甚，而阳稚稍逊，即阴阳不均衡，较稚阴稚阳的认识又有进一步的深化。总之，若从阳气充实、完善的程度来看，小儿阳气是稚弱的，即稚阳；若从小儿阴阳对比而言，阳常有余，阴常不足；若从阳气功能活动上来说，小儿为纯阳之体。

（三）“三有余，四不足”之说

明代儿科名医万全，根据钱乙的五脏虚实证治，提出小儿“肝常有余，脾常不足；肾常虚；心常有余，肺常不足”的学说，又在朱丹溪理论的影响下，提出“阳常有余，阴常不足”的观点，称“三有余，四不足”。

1. 脾常不足

脾胃为后天之本，气血生化之源，小儿生机旺盛，发育迅速，且脏腑功能不足，脾胃负担比成年人相对较重，加之乳食不知自节，择食不辨优劣，因此小儿脾胃功能易于紊乱而出现脾胃病，称之为“脾常不足”。再者，小儿“肝常有余”，脾受克抑，因此小儿“脾常不足”。小儿“脾常不足”的生理特点，也预示了小儿病理上容易出现饮食停滞、气血两虚的病证。

2. 肝常有余

肝主人体生发之气，肝气生发则五脏俱荣；小儿生机蓬勃，精气未充，肝阳旺，肝风易动，故有“肝常有余”的生理特点。肝应少阳春木，内寄少阳生长之气，“此有余为生长之气自然之有余”，但“少阳生长之气方长而未已”（明·万全）。所谓“肝常有余”，主要是指小儿时期肝主疏泄，其性刚而不柔，为将军之官，具有升发疏泄全身气机的功能，并不是指小儿“肝阳亢盛”，正如《幼科发挥·五脏虚实补泻之法》中说：“肝常有余脾常不足者，此却是本脏之气也。盖肝乃少阳之气，人之初生，如木之方萌，乃少阳生长之气，以渐而壮，故有余也。”其次，小儿肺常不足，肝少克制，自然肝常有余。

小儿肝之“有余”又是稚弱的、相对的。首先，小儿脏腑娇嫩、形气未充，肝亦不例外，在小儿生长发育过程中，肝亦是从无到有，从小到大，其形与气亦逐渐完善；其次，小儿肾常虚、脾常不足，肝无以滋生；再者，小儿气血尚未充盛，肝血不足。因此“肝常有余”是相对的有余，是稚弱的有余，是相对于其他脏腑而言的，并非强实、成熟之谓也。“肝常有余”的生理特点，也预示了小儿病理上容易出现肝火上炎、肝阳上亢、肝气横逆、肝风内动的实证与虚证。

3. 肾常虚

肾为先天之本，元阴元阳之府，小儿肾常虚，是针对小儿脏腑虚弱、气血未充、肾中精气尚未旺盛、骨气未成的特点而言。

肾藏精，包括先天之精和后天之精，先天之精禀于父母，后天之精源于水谷，脾胃运化水谷精微，满则泻溢贮于肾。首先，小儿甫生，先天禀受肾精未充，既生之后，又赖后天脾胃摄取水谷之精的滋养，才能不断化生和补充，需至“女子二七”“男子二八”，肾气方盛；其次，肾为先天之本，内寄元阴元阳，为生命之根，各脏之阴依赖肾阴的滋润，各脏之阳依赖肾阳之温煦，肾之精不断被消耗；再者，小儿“脾常不足”，不能充养肾精，而且君火、相火消烁肾精，“一水不胜二火”。因此，万全在《育婴秘诀·五脏证治总论》中将此总结为“肾常虚”。小儿“肾常虚”的生理特点，也预示着小儿病理上容易出现诸如解颅、胎怯胎弱、五迟五软、佝偻等肾精不足之疾患。

4. 心常有余

所谓“心常有余”，是由于小儿阴常不足，木火同气，心肝之火易亢；肾阴之水不足，水不制火，心火易炎的生理状态。

首先，“心为火脏”，火性属阳，其性炎上、亢奋、外现；其次，小儿“肾常虚”“阴常不足”，水不上济心火，心少克制，故言“心常有余”。所谓“心常有余”是小儿心气旺盛有余，乃自然之有余，从而保证了小儿生机蓬勃、发育迅速，并不是指小儿心火亢盛有余。心之“有余”又是相对的、稚弱的。首先，小儿生理特点是脏腑娇嫩、形气未充，心亦不例外，小儿生长发育过程中，心亦是从无到有、从小到大，在小儿阶段心亦未完善成熟；其次，“肾常虚”“阴常不足”，心无以滋助；再者，小儿气血尚未充盛，则心血不足，心主血脉、心藏神功能稚弱，突出表现在脉率、语言、智力上。“心常有余”，为相对有余，并非强实、成熟、完善之有余。小儿“心常有余”的生理特点，也预示着小儿病理上容易出现心火亢盛、心火上炎的证候。

5. 肺常不足

肺为华盖，外合皮毛，开窍于鼻，小儿肺脏娇弱，肌肤不密，加之“脾常不足”，脾虚则不能散精于肺，而肺气亦弱，卫外不固，故有“肺常不足”之说。首先，小儿出生后，肺气始用，娇嫩尤甚，需在生长发育过程中，赖脾胃运化水谷精微不断充养；

其次，小儿“脾常不足”，水谷精微不足，则肺养不足；再者，小儿“心常有余”，肺受克伐，所以“肺常不足”。小儿“肺常不足”的生理特点，同时预示着小儿病理上容易出现感冒、咳嗽、肺炎喘嗽等肺系疾病。

6. 阳常有余，阴常不足

人体（包括小儿）之阴阳，只有在平衡中才能维系正常的生命活动，正所谓“阴平阳秘，精神乃治”。但平衡是相对的，不平衡是绝对的。小儿之阴阳，稚弱、不完善是其共同特征，但阴阳的稚弱、不完善又是不均衡的，阴稚尤甚而阳稚稍逊，阳强阴弱是小儿阴阳的又一特征，即所谓小儿“阳常有余，阴常不足”。所谓“阳常有余，阴常不足”，是指小儿在健康水平内，阴阳相对平衡状态下的相对有余、相对不足而言：其一是指小儿阳气旺盛有余、功能活动旺盛，精血、津液、形体结构不足；其二是指阴阳对比而言，即在稚弱的前提下，阳强于阴，阴稚较阳稚更为明显、更为突出。正是由于小儿阴阳之相对不平衡性比成人更为明显、更为突出，才构成了小儿生机旺盛、蓬勃发育的基础，这也是小儿“阴平阳秘”与成年人之“阴平阳秘”的主要区别。小儿阴阳之“阳强阴弱”，同时也揭示了小儿容易发病、易见热证的根源。由于小儿阴阳之相对不平衡性比成人更为明显，所以容易受各种因素的干扰而致阴阳失调，发生疾病。小儿纯阳之体，活泼好动，心跳、脉息较数，得病从阳证、热证转化；小儿生长旺盛，营养物质相对不足，精、血、津、液等常因机体的需要及热证的消耗而表现不足，因而产生了小儿“阳常有余，阴常不足”的体质状态。

上述“三有余，四不足”之说，是小儿生理特点在脏腑中的表现，是生长发育需要与营养物质供给之间的差异引起的生理现象，对了解小儿脏腑发病特征及指导临床均有重要意义。

小儿脏腑强弱不均衡，导致五脏生克承制关系失调，突出表现在五脏生克乘侮的偏向性。由于小儿五脏有“三有余，四不足”，通常可见脾虚肝旺、肾虚肝旺、肺虚肝旺、肾虚火旺及肝乘脾、肝侮肺、心侮肾。这种乘、侮，既有以强凌弱，又有自虚受乘（侮），其结果又加剧了脏腑的强弱不均衡，从而变生脏气不平诸证。

小儿脏腑娇嫩，形气未充。娇嫩、稚弱虽然是小儿脏腑的共同特点，但小儿脏腑的形态结构和生理功能的发育又是不平衡的，相对的强弱不均是其另一特点。小儿脏腑强弱不均，其具体表现为“肝常有余、脾常不足、肾常虚、心常有余、肺常不足”“阳常有余，阴常不足”，即“三有余，四不足”。

二、小儿病理特点

（一）发病容易，传变迅速

小儿在生理方面脏腑娇嫩，形气未充，机体的物质和功能均未发育完善，称之为“稚阴稚阳”。这一生理特点决定了他们体质嫩弱，御邪能力不强，不仅容易被外感、内伤诸种病因伤害而致病，而且一旦发病之后，病情变化多端而又迅速。

由于小儿稚阴稚阳的生理特点在年龄幼小的儿童表现更为突出，所以，年龄越小，发病率也越高，病情变化也越多。从新生儿、婴幼儿，到学龄儿童，发病率及死亡率都呈逐渐下降的趋势。发病容易、传变迅速的病理特点也是在年龄幼小的儿童表现更为突出。

小儿发病容易，尤其突出表现在易于发生肺、脾、肾三系疾病及时行疾病方面。

肺本为娇脏，难调而易伤。小儿肺常不足，包括肺的解剖组织结构未能完善，生理功能活动未能健全，加之小儿寒温不能自调，家长护养常有失宜，故形成易患肺系疾病的内因、外因。肺为呼吸出入之门户，主一身之表，六淫外邪犯人，不管从口鼻而入还是从皮毛而入，均先犯于肺。所以，感冒、咳嗽、肺炎喘嗽、哮喘等肺系疾病占儿科发病率的首位。

脾胃为后天之本，气血生化之源。小儿脾常不足，包括脾胃之体成而未全、脾胃之用全而未壮，乳食的受纳、腐熟、传导，与水谷精微的吸收、转输功能均显得和小儿的迅速生长发育所需不相适应。加之小儿饮食不知自调，家长喂养常有不当，就形成了易患脾系疾病的内因、外因。饮食失节、喂养不当、食物不洁，病从口入，犯于脾胃，则发生呕吐、泄泻、腹痛、食积、厌食、疳证等脾系疾病，这类病证目前占儿科发病率的第二位。

肾为后天之本，小儿生长发育，以及骨骼、脑髓、发、耳、齿等的形体与功能均与肾有着密切的关系。小儿禀受的先天之肾精须赖后天脾胃生化之气血不断充养，才能逐步充盛；小儿未充之肾气又常与其迅速生长发育的需求显得不相适应，因而称“肾常虚”。儿科五迟、五软、解颅、遗尿、尿频、水肿等肾系疾病在临床上均属常见。

小儿腠理不密，皮毛疏松，肺脏娇嫩，脾脏薄弱，各种时邪易于感触。邪从鼻入，肺卫受邪，易于发生流行性感冒、麻疹、痄腮、水痘等时行疾病；邪从口入，脾胃受邪，易于发生痢疾、霍乱、肝炎、小儿麻痹症等时行疾病。时行疾病一旦发生，又易于在儿童中互相传染，造成流行。

小儿不仅易于发病，既病后又易于传变。小儿发病后传变迅速的病理特点，主要表现为寒热虚实的迅速转化，即易虚易实、易寒易热。

（二）脏腑娇嫩，形气未充

脏腑即五脏六腑。娇：指娇弱，不耐攻伐；嫩：柔嫩。形是指形体结构，即四肢百骸、肌肤筋骨、精血津液等。气指各种生理功能，如肺气、脾气等。充，指充实。脏腑娇嫩，形气未充，是说小儿时期机体各系统和器官的形态发育都未曾成熟，生理功能尚不完善。

小儿初生之时，五脏六腑，成而未全，全而未壮，需赖先天元阴元阳之气生发、后天水谷精微之气充养，才能逐步生长发育，直至女子二七，男子二八左右，方能基本发育成熟。因此，在整个小儿时期，都是处于脏腑娇嫩，形气未充状态。而且，脏腑娇嫩，形气未充的生理特点在年龄幼小的儿童身上表现尤为突出。

从脏腑娇嫩的具体内容看，五脏六腑的形和气皆属不足，但其中又以肺、脾、肾三脏不足表现尤为突出。肺主一身之气，小儿肺脏未充，主气功能未健，而小儿生长发育对肺气需求较成人更为迫切，因而称肺脏娇嫩。小儿初生，脾禀未充，胃气未动，运化力弱，而小儿除了正常生理活动之外，还要不断生长发育，因而对脾胃运化输布水谷精微之气的要求则更为迫切，故显示脾常不足。肾为先天之本，主藏精，内寓元阴元阳，甫生之时，先天禀受肾气未充，需赖后天脾胃不断充养才能逐渐充盛，这又与儿童时期迅速成长的需求常显得不敷所求，故称肾常虚。

清代医家吴鞠通通过长期临床观察，从阴阳学说的角度出发，认为小儿的机体柔嫩、气血未充、脾胃薄弱、肾气未充、腠理疏松、神气怯弱、筋骨未坚等特点可以归纳为："稚阳未充，稚阴未长者也。"这里阴，指体内精、血、津液，及脏腑、筋骨、脑髓、血脉、肌肤等有形之质；阳，指体内脏腑的各种生理功能活动。稚阴稚阳学说进一步说明小儿时期，无论在物质基础还是生理功能方面，都是幼稚娇嫩和未曾完善的，必须随着年龄的增长，才能不断地趋向于健全和成熟。

三、临床治疗用药原则

（一）脏腑娇嫩，易虚易实，用药宜轻、清，慎用辛烈

小儿脏腑娇嫩，卫外未固，易受外邪侵袭，且易侵犯肺经；故"风邪上受，首先犯肺"在儿科尤为常见。治宜轻清上浮之品，托邪外出。而过于苦寒、辛热或攻伐峻下药物必须慎用，如病情需要用者，应当中病即止，以免损伤脾阳，耗损真元，致病情发生变化。小儿脏腑娇嫩，患病后易虚易实，故邪去之七八，即应攻补兼施，邪去而不伤正。治疗小儿内伤性疾病，地黄、黄精、何首乌、阿胶等壅滞之品，应慎重使

用，以防阻碍脾阳。

（二）稚阴稚阳，易寒易热，慎用苦寒辛烈之品，防止伤阴伤阳

小儿稚阴稚阳之体，一旦感受外邪，发展迅速，要及早治疗。在治疗小儿疾病中，用药过于苦寒，容易损伤阳气，过于辛烈，易于伤阴。若为热性病，邪去七八，药宜减量，并予甘淡清养之品清解余热，以防过用苦寒之药，损伤阳气。热性病尤易伤阴耗气，在治疗中，要配合养阴益气，提防热去而气阴大伤。若脾虚而寒湿滞中，使用辛燥之品务必中病即止。

（三）脾常不足，顾护脾胃

一方面，小儿患病后容易殃及脾胃，损伤脾阳，出现脾失健运而见纳差、便溏等证候；另一方面，饮食不当，如生冷、肥腻、不洁之品易伤脾阳而致病。如小儿患外感常并见脾胃病，治疗既要疏解外邪，又要运脾消食，外邪一去，治应在脾。脾阳之健运赖肾阳之温煦，久病脾虚患儿，往往肾阳亦虚，治宜壮肾健脾。肾病日久，亦可损及脾阳，治疗也应健脾固肾。

（四）肝常有余，提防扰动肝风

小儿肝常有余，外感热病，容易扰动肝风，引起抽搐。临床上对发热患儿，要密切观察病情，一旦出现抽搐，立即处理；在治疗中适当选加平肝、疏风解痉药物，防患于未然。对里热炽盛、风火相煽之抽搐，则用紫雪丹、安宫牛黄丸等。

总之，“纯阳”和“稚阴稚阳”二者互相补充，相辅相成，对于阐明和理解小儿病因病理特点、指导临床实践具有重要意义。

第二章　西医对轮状病毒性肠炎的认识

第一节　流行病学特征

一、传染源

患者、恢复期排毒者、无症状携带者均是轮状病毒（RV）感染的传染源。

二、传播途径

（一）消化道传播

粪—口途径是最主要的传播途径，轮状病毒在胃肠道大量复制后随粪便排出，急性期患者粪便和呕吐物中含有大量病毒，人进食被污染过的水、食物或接触被污染的生活物品后，可引起轮状病毒感染。一般起病后第 3 ~4 d 排出较多，浓度可达 10^{12} 个病毒颗粒/g，而 10 个病毒颗粒即可致病。

（二）呼吸道传播

轮状病毒可通过气溶胶的形式传播，不管卫生状况如何，所有人均在生后不久很快获得轮状病毒的抗体，且临床也发现许多轮状病毒感染患儿有上呼吸道感染症状。

（三）母乳传播

轮状病毒可以在乳房的组织细胞中复制。母亲携带轮状病毒可能通过乳汁将轮状病毒传染其婴幼儿。

（四）医源性传播

在美国每年有 25% 的轮状病毒感染住院患者（16 000 ~18 000 例）是由于医院获

得性感染所致。

（五）胎盘传播

轮状病毒亦可在卵巢、子宫颈的组织细胞复制，可能通过血—胎盘与屏障感染胎儿导致新生儿感染。新生儿脐血轮状病毒 IgM 抗体阳性率达 1.5%。

（六）人—动物传播

自然界中轮状病毒在猿猴、兔子、羊和人类之间存在复杂的种间传播。

三、易感人群

低收入国家儿童首次感染轮状病毒的中位年龄为 6～9 个月（80% 发生在 1 岁以下婴儿中），而高收入国家儿童首次感染时间会推迟至 2～5 岁，但大部分仍然发生在婴幼儿时期（65% 发生在 1 岁以下儿童中）。90% 以上婴幼儿在 3 岁以前获得轮状病毒抗体，并且至成人都保持较高抗体水平，说明再次亚临床感染十分常见。山东地区患儿发病回顾，年龄主要集中在 8～24 个月中，2～6 岁患儿也有发现，但占比例比较少。湖北十堰地区发病患儿年龄多在 2 岁内，特别是 6 个月到 1 岁。而 6 个月之前的患儿发病率低，且病情轻，通常是由于该阶段的婴幼儿体内含有较高含量的从母体获得的免疫球蛋白 IgG。在人群密集的场所，密切接触增加了感染的概率，新入托儿所的儿童入托后前 4 周急性腹泻的发病率明显增高。新生儿轮状病毒感染常无症状，但亦有新生儿病房轮状病毒腹泻暴发流行的报道。

四、潜伏期及传染期

轮状病毒的潜伏期通常为 1～3 d，病后 3～4 d 排毒量最多，传染性最强，从发生腹泻前 2 d 已开始通过粪便排出大量病毒，主要症状包括喷射性呕吐、水样腹泻、发热和腹痛。出现症状后 10 d 仍可持续排毒，免疫缺陷者对轮状病毒的清除能力比较差，排毒时间相应延长，可长达 30 d。传染期因病程长短而不同，一般为 3～10 d，少数病程长者可远大于 10 d。

五、发病季节、地域特点

轮状病毒是世界范围内引起婴幼儿急性腹泻的最主要病原体，但在发达国家，轮状病毒的致死率通常较低，而在发展中国家，每年有数十万患儿死于轮状病毒腹泻，其通常是婴幼儿致命性腹泻的首要病因。轮状病毒感染在大部分热带国家以及在北美洲北部等终年寒冷的国家和地区，没有明显的季节性，全年均可发生。而在温带国家，轮状病毒腹泻具有明显的季节性，不同地区的发病高峰各有不同，但基本都以寒冷的秋冬季节发病率最高。据世界卫生组织（WHO）估计全球每年大约有45万儿童死于轮状病毒感染，占5岁以下儿童死亡总数的5%，其中90%发生在亚洲、非洲的低收入国家，这与当地卫生保健资源的匮乏有密切关系。全球轮状病毒死亡率在1/10万～474/10万，其中索马里、布隆迪、阿富汗、乍得死亡率均超过300/10万。印度轮状病毒死亡人数居世界首位，全球大约21.8%的5岁以下儿童由轮状病毒感染导致的死亡都发生在印度。由轮状病毒引起的暴发疫情经常发生。2013年7月基里巴斯塔拉瓦南部暴发了轮状病毒疫情，7月10～24日共报告1 118例胃肠炎患者，罹患率为2.3%；其中103例患者住院治疗，有6例患者死亡，病死率为0.54%。对采集的粪便标本进行检测，轮状病毒阳性率为81%。患者的中位年龄为1岁（0～68岁），其中5岁以下儿童占到93.4%。非洲埃塞俄比亚等国家5岁以下儿童急性胃肠炎住院患者粪便标本轮状病毒阳性率为29%～52%，其中绝大多数（90%）轮状病毒感染发生在3～18个月的儿童；基因分型结果显示G1P［8］、G2P［4］和G9P［8］为常见基因型，分别占32%、10%和10%。在西欧，5岁以下儿童中25.3%～63.5%急性胃肠炎是由轮状病毒感染引起的，每年由此造成的直接医疗费用损失在54万～53 600万元，间接医疗费用损失为1 700万～22 400万元，常见的轮状病毒流行株基因型为G1P［8］和G9P［8］，所占比例分别为35%～40.3%、31.2%～36.3%。在我国，本病因多发生在寒冷干燥的秋冬季节（9月至次年2月），所以也被称为秋季腹泻（如图2－1）。婴幼儿在每年秋冬季节（10～12月）高发且广泛传播流行的急性腹泻，多由感染轮状病毒引起。轮状病毒在我国不同地区间的检出率差异也有统计学意义，南部和中部地区检出率最高，暖温带检出率较高原寒带高。据WHO估计，2008年我国5岁以下儿童中有4 161人死

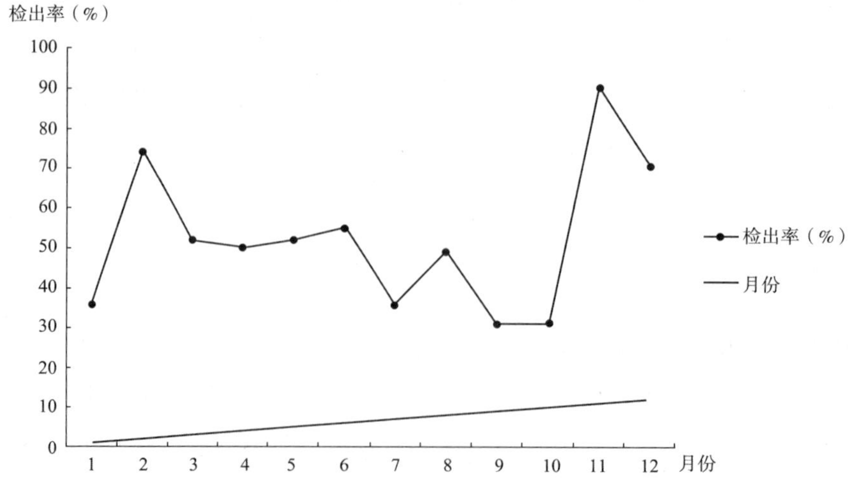

图2－1　我国全年不同月份轮状病毒性肠炎检出率

于轮状病毒感染，死亡率为5/10万，占5岁以下儿童死亡人数的1.2%。2003～2010年，年限≥1年的轮状病毒腹泻患者中，住院和门诊腹泻患儿中轮状病毒的中位检出率分别为47.4%和34.1%，其中6～24个月是轮状病毒感染的高发年龄。2008年1月至2011年12月在梧州市红十字会医院儿科治疗的710例腹泻婴幼儿中，有288例检出了A组轮状病毒，总检出率40.6%。2008～2012年在上海和北京等地的研究结果显示门诊及住院腹泻患儿中轮状病毒的阳性检出率为30.7%～38.1%，86%～92%的轮状病毒腹泻患儿的年龄≤2岁。

六、血清流行病学

轮状病毒的毒株流行特征是研制轮状病毒疫苗并决定是否将现有疫苗纳入国家免疫规划的重要参考依据。尽管轮状病毒流行株会随着时间出现型别的更替，但近30年监测数据显示，世界范围内广泛流行的A组轮状病毒性肠炎总体上由G1、G2、G3、G4、G9、G12血清型毒株引起。报告显示，G1～G4血清型占世界所有检出G血清型88%以上，其中G1占到66%，P分型最主要为P［4］、P［8］和P［6］基因型，P血清型以P［8］为主要型别，其次为P［4］、P［6］，G－P组合的主要毒株为G1P［8］、G3P［8］、G4P［8］、G2P［4］，其中G1P［8］在北美、欧洲和澳大利亚占到70%以上，在南美和亚洲占30%左右，在非洲占23%。同一地区不同年份轮状病毒血清型不同，不同国家、地区同一年份的血清型也可不同。例如在孟加拉国1987～1997年的观察显示轮状病毒感染的血清型前3年主要是G2型，第4年则为G4型，至1995年G9型出现，G4型的感染显著下降，接下来的两年G9型感染更为普遍，而G1、G2、G3、G4型的混合感染持续存在。在马来西亚1977～1988年G4型占主导地位大约为71%，其次为G1型，占到15%。近年G5、G8、G9、G10和G12型等既往检出率很低的少见血清型分别被报道在马来西亚、孟加拉国、印度和日本发现，且占相当比例，提示持续不断地监测轮状病毒的分子流行病学变化是非常必要的。我国的优势流行株与全球流行趋势一致，但也与其他国家有一定的差别。我国轮状病毒流行株在2001年以前主要的G血清型是G1型，一项对重庆地区1998～2000年的242份腹泻患儿的粪便标本进行轮状病毒分型研究，显示1998～1999年该地区流行血清型主要是G1型，感染率达88%（44/50），G3型为8%（4/50），二者混合感染率为4%（2/50），而1999～2000年G3型感染上升至78.95%（30/38），成为主要的流行血清型，G1型的感染率则降为13.16%（5/38），二者的混合感染率为7.89%（3/38）。

兰州地区的调查显示2000年1～2月、10～12月，2001年3月期间，轮状病毒腹泻的主要基因型为G3型（61%）。2001～2010年，虽然仍有些地区的优势株以G1型为主，例如重庆自1998年至今仍以G1型为主要流行株，但其所占比例由88.00%下降至40.14%，G3型由8.00%上升至17.00%。

在广州地区，秋冬季节轮状病毒腹泻的优势流行株血清型在G1型及G3型之间转换，苏州大学附属儿童医院2001～2002年轮状病毒腹泻也是以G3型为主，其次为G1型。G3型比例明显上升，成为大部分地区的优势流行株，在这些地区其比例波动在40.9%～69%，但G1、G2、G9型的比例逐年增加，自2011年后，流行血清型主要为G9。

G9血清型1983年在美国首次确认，1996年在世界范围内广泛流行。在我国，1994年首次被报道，随后在各地均有报道，而如今成为优势流行株血清型之一，而且是乌鲁木齐、河北等地的优势流行株，在太原有取代G3型成为优势流行株的趋势。在韩国、日本等亚洲国家，G9血清型也呈优势流行株。由此看来，G9型轮状病毒感染的普遍性远远高于预期，很有可能成为继G1～G4之后第5种最为流行的血清型，这促使人们重新认识G9型轮状病毒感染的流行病学意义，因为先前的流行病学调查一直认为G1～G4型轮状病毒是主要的流行血清型，疫苗的研制也是针对这4种血清型，G9型的流行趋势向疫苗的研究提出了新的课题。如果针对G1～G4型的疫苗不能使人体产生针对G9或其他型交叉保护抗体，在使用疫苗后，G9或其他少见血清型可能会更快、更广泛地流行开来。那么，针对G9型毒株变异的轮状病毒疫苗的研制，似乎也应该提上议事日程了。

近年来对印度、孟加拉国、马来西亚、英国流行的16株G9型轮状病毒进行起源和进化分析，证明这些G9型毒株间的变异是由于其基因片段在自然界发生基因重组造成，而不是单个毒株发生突变的结果，但这些基因重组有无更深层的规律和特点，目前还没有更多的报道。

更多的问题如先前G9型的低检出率是真正的低感染率还是因为检测方法的局限性，抑或轮状病毒在演变、进化的过程中其流行特点的确发生了较大的变化，这对预测今后可能出现的新的流行血清型有什么意义？随着对其分子水平的更深入的研究，相信可以找到更多的答案。

P基因型相对比较稳定，少数地区P［6］占有一定优势，但总体以P［4］和P［8］为主要流行株，P8中位检出率为67.7%。P基因型波动相对来说较小，少数地区P［6］占有一定的流行率，根据韩国1989～2009年的一项调查显示，P［6］的流行率达到25%，是除P［8］以外的第2种流行株。

在亚洲2000～2011年常见的流行株组合型是G9P［8］、G3P［8］、G1P［8］、G3P［4］和G2P［4］，约占A组轮状病毒相关腹泻病例的71.3%。除了比利时、哥伦比亚 G2P［4］作为当地流行株组合，比例高达 50%，其他地区 G9P［8］是主要流行株，占比从 2009 年的 3.4% 快速上升到 2015 年的 60.9%。

2012 年的研究显示，在非洲 G12P［8］呈现明显上升趋势，而其在我国较少见。从近几年的各个地区流行病学调查来看，G3P［8］也已成为我国多数地区的优势流行株，例如在兰州、上海、吉林、济南等地均占流行株的 30% 以上，其次为 G1P［8］，在乌鲁木齐、河北等少数地区以 G9P［8］为优势株，而 G4P［8］相对较少见。

值得注意的是，随着检测方法的不断改进和流行病学监测网络的日臻完善，发现先前认为不致病或很少致病的基因型也能引起婴幼儿腹泻。我国的轮状病毒优势株仍呈现复杂多样的形式，除了常见的 5 种流行株组合外，还有一些其他的流行株，比如 G1P［4］、G2P［8］、G3P［9］、G3P［4］、G2P［6］。

在印度的一项研究显示，只有 1/3 的轮状病毒腹泻病例是常见的 4 种血清型，其中 43% 是 G1P［6］、G2P［6］，反而相比最多的是 G9P［6］，而之前并未见该型轮状病毒引起婴幼儿腹泻的报道。类似的报道在南美洲的国家也可以发现。

另一引起关注的现象是 P［2］型轮状病毒的致病情况。通常 P［2］型轮状病毒是无毒株或减毒株，仅引起新生儿的无症状感染，但近年在英国、印度、中国也有 P［2］型轮状病毒在婴幼儿人群中引起腹泻的发生。在不同地区、不同年份其组合型别可能发生变化，呈现复杂、多变的分子流行病学特征。

七、疫苗进展

目前使用的轮状病毒疫苗均是人或者动物的病毒制备的口服减毒活疫苗，在我国目前市场上使用的轮状病毒疫苗主要有 3 种，分别是单价轮状病毒疫苗（RV1）、五价轮状病毒疫苗（RV5）以及我国兰州单价羊轮状病毒疫苗（LLR）。

（一）RV1

2008 年在美国注册上市，是由 G1P［8］病毒株制备而来的口服减毒活疫苗，全程需要接种 2 次。虽为单价疫苗，但其对各种基因型引起的轮状病毒腹泻均有较好的保护率，其对 G2P［4］的保护率比 G1P［8］的保护率更好。但 RV1 对不同血清型的保护率差异较大。RV1 在美国、比利时等发达国家的保护率在 90% ~95%；在我国香港、台湾的保护率达 90%，而在广西的保护率相对要低一些，只有 72%；而在南非、马来西亚则比较低，为 38.1% ~59.0%。

（二）RV5

RV5 覆盖的全球及我国常见血清型为 G1、G2、G3 和 G4 及 P［8］。在巴西、芬兰、美国等地的调查发现其保护率均在90%以上，对于严重轮状病毒腹泻的保护率可以达到100%，但是在非洲等不发达地区的保护率则低于发达国家，在非洲对于严重轮状病毒腹泻的保护率为59%，在越南及孟加拉国其对严重轮状病毒腹泻的保护率只有48.3%。在日本的多中心调查显示，总的保护率为74.5%，而对于严重轮状病毒腹泻有100%的保护率，中重度腹泻保护率为80.2%。

（三）LLR

LLR是由G10P［12］羊轮状病毒制备的单价轮状病毒疫苗，主要用于2个月至3周岁婴幼儿，每年服用一次。在4 000名6～24月龄婴幼儿中进行了临床研究，结果显示，该疫苗可诱导产生G1、G4型血清中和抗体，阳转率为78%。已在中国累计使用了2 600万～2 700万剂（人）次。后续临床观察资料显示，该疫苗对人轮状病毒感染具有保护作用，但尚缺乏足够的后期临床监测研究，有待进一步完善。

目前使用的轮状病毒疫苗对不同基因型的轮状病毒的有效性存在一定的差异，服用轮状病毒疫苗后的安全性及有效性，尤其是服疫苗后是否存在肠套叠危险性增加的问题是轮状病毒研发及上市后监测的重点关注问题。

第二节　病原学特征

一、轮状病毒的分子结构及功能

轮状病毒属呼肠孤病毒科，为无包膜的双链RNA病毒，其基因组由11个节段的双链RNA组成，分别编码6个结构蛋白（VP）（VP1～4，VP6，VP7）和6个非结构蛋白（NSP）（NSP1～6）。完整的RV颗粒由3层蛋白衣壳组成，病毒核心由VP1、VP2和VP3三种结构蛋白组成，VP1是病毒依赖RNA的RNA聚合酶；VP2的主要功能是装配病毒粒子；VP3具有鸟苷酸转移酶活性，是mRNA成熟所必需的。中层衣壳由VP6结构蛋白组成，VP6蛋白是轮状病毒组（亚组）的抗原蛋白，根据VP6蛋白抗原性差异，可将轮状病毒分为A、B、C、D、E、F、G七个组。最外层衣壳由结构蛋白VP7和VP4组成。VP7和VP4都带有型特异性抗原决定簇，诱导血清特异性中和抗体产生。根据VP7和VP4编码基因核苷酸序列差异，可将轮状病毒分成不同的G型和P型，共有27个G型和37个P型。VP4经胰蛋白酶裂解后发生重要的构象变化，产生VP8（aa1～247）和VP5（aa248～776）片段，使轮状病毒的黏附和感染能力明显提高。VP8 位于二聚体 VP4 刺突的头部，在病毒进入细胞的早期阶段与细胞表面受体相结合。VP5 构成刺突的大部分体部及足部，吸附过程中发生重要的构象变化以暴露疏水环，参与后续破坏细胞膜的过程。VP7 是一种钙离子结合的糖蛋白，全长 326 个氨基酸，由病毒基因组的第 7、8 或 9 基因所编码（依不同的毒株而异），也是病毒主要识别靶位，在病毒结合细胞受体和进入细胞的过程中起到重要作用。病毒核心的 3 个结构蛋白（VP1 ~3）和 6 个其他非结构蛋白（NSP1 ~6）均在感染过程中合成。非结构蛋白 NSP4 具有肠毒素作用，通过结合细胞受体导致腹泻，是轮状病毒重要的毒力因子。失去最外层蛋白衣壳的轮状病毒颗粒称为双层颗粒（DLP），其无感染性，有转录活性。

轮状病毒对外界环境的抵抗力非常强，能够耐热，在室温环境下最长能够存活 7 个月，于 50 ℃的环境中仍然能够存活约 1 h，甚至在 -20 ℃的环境下也能够长期存活。此外，轮状病毒不会被胃酸所破坏，在强酸环境下也能够存活，因此传播性较强。

二、A 组轮状病毒结构和非结构蛋白

成熟轮状病毒颗粒由 3 层衣壳组成：最里层的核壳由 VP1、VP2 和 VP3 三种结构蛋白组成，包裹着病毒的遗传物质，中层衣壳由 VP6 结构蛋白组成，外层衣壳由结构蛋白 VP7 和 VP4 组成。VP4 可在胰蛋白酶的作用下裂解成 VP5* 和 VP8* 肽段，从而使病毒更具感染性。非结构蛋白并不出现在成熟的病毒结构中，而是在轮状病毒感染细胞时发挥非常重要的作用，如图 2 -2。

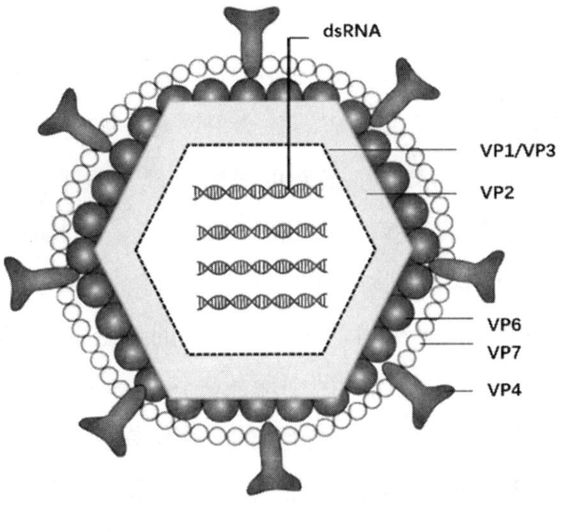

图 2 -2　轮状病毒结构模式图

（一）结构蛋白

1. VP1

VP1 由第 1 基因片段编码，是一种空心球形聚合酶，中央是保守的聚合酶区域，其 N 端和 C 端形成笼样结构围绕 VP1 的催化区域，60 个二聚体 VP2 分子包裹 VP1 和 VP3 形成一个五重对称结构，VP1 位于病毒双层颗粒（DLP）五倍角通道的分散位置。VP1 发挥聚合酶活性可能是一个多步骤的程序，VP7 将病毒颗粒脱外壳的结构变化传递给 VP6，进而影响 VP2 使其发生构象变化，VP2 将这种敏感的信号传递给 VP1 使其发挥聚合酶活性。

病毒最初的形态学发生需要 VP1、VP2、NSP2 和 NSP5 的共同参与和相互作用。VP1 与 NSP5 之间的作用可能要强于 VP1 与 NSP2。VP1 被 NSP5 募集进入毒质体后可以利用负链 RNA 作为复制的模板，并可结合并定位双链 RNA 基因组，以允许转录过程中模板的回收，从而保证转录的保守性和原料的充分利用。

2. VP2

VP2 由第 2 基因片段编码。除在病毒核心锚定 VP1 外，VP2 也是促进 VP1 开始合成双链 RNA 的一个必需辅因子，VP2 蛋白氨基末端形成十聚体参与协调 VP1 聚合酶的活性。

病毒装配时，除形成五重对称结构供 VP1/VP3/RNA 复合物包装和 VP4、VP6、VP7 的加入，病毒合成，激发 VP1 的聚合酶活性外，VP2 与 NSP5 的相互作用还影响 VP6 结合到 VP2 上的稳定性。VP2 也被认为是 RV 亚组抗原，但是关于其亚组特异性的分子决定因素却所知甚少。

3. VP3

VP3 由 RV 基因组第 3 基因片段编码。作为 RV 聚合酶复合物 VP1/VP2/VP3 中的一员，VP3 的结构至今人们所知甚少。最新的研究发现 VP3 有以下主要区域，多变的 N 末端区域，一个主要的鸟嘌呤 - N7 - 甲基转移酶区域，C 末端鸟苷酸转移酶区域和 RNA5′ - 三磷酸酶区域。而在鸟嘌呤 - N7 - 甲基转移酶区域还有一个插入区域即核糖 - 2′ - 甲基转移酶区域。也有研究者认为，新合成的正链 RNA 在获得 5′帽结构时需要 VP3 的帮助。研究者成功在大肠埃希菌中原核表达了 A 组人轮状病毒 TB - Chen 株 VP3 蛋白，对 VP3 进行系统进化和基因型分析的研究结果表明，A 组 RV VP3 至少可分为 7 个不同的基因型，表达的 VP3 在大肠埃希菌中以包涵体形式存在，并可被抗 SA11 - 株 RV 全病毒蛋白豚鼠免疫血清识别，这为进一步寻求新型疫苗、诊断试剂和治疗药物提供了新思路。

4. VP4、VP5*和 VP8*

VP4 是一种非糖基化蛋白，共 775 个氨基酸，由第 4 基因片段编码。VP4 在成熟病毒颗粒表面呈钉突样结构，是病毒的受体结合蛋白。现已根据 VP4 的抗原特性不同将 A 组 RV 至少分为 35 种 P 血清型，目前已明确 VP4 是病毒主要的交叉中和抗原，自然感染时能够刺激机体产生中和抗体；VP4 还是病毒结合宿主细胞受体的病毒蛋白，直接决定了病毒的毒力。在病毒侵入宿主细胞时，病毒颗粒必须失去 VP4 和 VP7 形成双层颗粒才能进入到靶细胞的胞质中。VP4 和 VP7 除刺激机体的体液免疫，也参与刺激靶细胞的先天免疫反应。只有第 2 和第 6 基因片断的恒河猴轮状病毒双层颗粒感染浆细胞样树突状细胞时，既没有干扰素α（IFNα）的表达，也没有 NSP2 的表达，这表明病毒侵入细胞时依赖 VP4 和 VP7，这两种蛋白可能作为病原相关分子模式（PAMP）诱导 IFNα 的产生。

VP5*肽段靠近 VP4 的羧基端，VP8*靠近氨基端，其中 VP8*拥有 VP4 蛋白的主要抗原位点，从 VP4 上鉴定出的 6 个中和抗原表位肽有 5 个位于 VP8*上。VP5*片段在各型之间具有交叉反应性，而 VP8*片段具有高度的型特异性，这些特性对于研制抗病毒药物和新型病毒亚单位疫苗也许有重要意义。VP5*与 VP4 侵入细胞时与细胞膜的通透性改变有关，VP5*疏水端在病毒侵入时能够破坏或穿孔核内体膜从而改变细胞膜通透性。

在 RV 与细胞受体的相互作用研究中，VP8*结构域被认为是与唾液酸受体相结合的，而 VP5*则与整合素 $\alpha_2\beta_1$ 和热休克蛋白 70 结合。其中 VP8*与唾液酸受体的结合被认为是感染细胞的第一步，使病毒粒子锚定在细胞表面。

5. VP6

VP6 是 RV 蛋白含量最多的蛋白质，约为结构蛋白总量的 39%，由第 6 基因片段编码，共编码 397 个氨基酸。VP6 为疏水性蛋白，能形成三聚体，激活转录酶，促进 mRNA的合成。VP6 蛋白是病毒的组（亚组）抗原蛋白，根据 VP6 蛋白抗原性差异，可将 RV 分为 A－G 等 7 个组。根据亚组抗原特异性，可将 A 组 RV 分为亚组Ⅰ、亚组Ⅱ、亚组Ⅰ＋Ⅱ、非亚组Ⅰ/Ⅱ。

NSP4 作为胞浆中的 RV 内层颗粒（ICP）的细胞内受体，将亚病毒颗粒通过出芽的方式运至内质网膜腔内并获得暂时性包膜，但是它这一作用的发挥需要 ICP 结合完整的 VP6 蛋白才能完成。这说明 VP6 在病毒的形态发生过程中起到一定作用。另外，VP6 还具有维持病毒形态的作用。

目前关于 VP6 的免疫学性质还在进一步研究中。研究者们曾认为在动物或人类感染轮状病毒后只产生针对 VP4 和 VP7 的保护性中和抗体。然而有实验证明，人体感染轮状病毒后最高血清滴度的抗体是针对 VP6 的。婴幼儿感染 RV 后 B 细胞能产生针对 VP6 的特异抗体，主要是由一条抗体重链多变基因 VH1～46 编码的。在 VP6 上存在高密度带电的残基识别位点，该位点是四聚体的抗原表位肽，人 RV 单克隆抗体结合到该位点的负电荷区域，特别是在复制活跃的病毒颗粒通道Ⅰ表面，从而在空间上封闭了通道Ⅰ，那么病毒转录产生的 mRNA 就无法通过通道Ⅰ进入宿主细胞中，从而阻断了子代病毒颗粒的形成。这种独特的病毒中和反应黏膜机制与传统的免疫反应不同，或许在人体发挥机体免疫的过程中占有重要地位。

6. VP7

VP7 是一种钙离子结合的糖蛋白，全长 326 个氨基酸。VP7 由病毒基因组的第 7、8 或 9 基因所编码（依不同的毒株而异），具有特异性。通过小 RNA 干扰实验（siRNA）使 VP7 基因表达沉默，发现 VP7 的表达缺失不影响其他病毒蛋白的表达或分布，但是有包膜的病毒颗粒积聚在内质网腔中，几乎没有成熟病毒颗粒的形成，这表明病毒颗粒的成熟依赖 VP7 的表达。

作为病毒的主要中和抗原，VP7 同 VP4 一样已被深入研究。现已根据 VP7 的抗原特性不同分别将 A 组 RV 至少分为 27 种 G 血清型。细胞受体与轮状病毒相互作用的研究表明 VP7 与整合素 $\alpha_4\beta_1$、$\alpha_x\beta_2$、$\alpha_v\beta_3$ 相互作用，这一作用发生在病毒吸附细胞以后。实验证明体外 $\alpha_4\beta_1$、$\alpha_x\beta_2$ 及 $\alpha_v\beta_3$ 单克隆抗体能有效地阻止病毒入侵细胞，但不能抑制病毒与细胞的结合。

（二）非结构蛋白

1. NSP1

A 组 RVNSP1 由第 5 基因片段编码，全长 414～576 个氨基酸，从功能上可以分为 RNA 结合结构域、细胞内定位结构域、干扰素调节因子（IRF）3 结合结构域。已经证实 NSP1 在病毒感染细胞中起抗干扰素作用。有研究表明 NSP1 蛋白是 RV 蛋白质中保守性最低的一种蛋白，氨基端可以与特异性 RNA 结合，羧基端可以与 IRF 家族成员的共同区域相互作用，通过蛋白酶体依赖途径降解 IRF 家族成员从而阻断干扰素表达的信号通路，降低Ⅰ型干扰素的表达，从而抑制宿主天然抗病毒免疫机制的建立，使 RV 可以在宿主细胞间传播。NSP1 的这种功能与抑制信号转导和转录激活因子 1（STAT1）的产生也有关。研究者对轮状病毒感染肠上皮细胞的体外研究证实了这一点，他们认为在感染和旁观者细胞中，NSP1 直接抑制了 IFN 介导的 STAT1 的激活和 STAT1Y701（酪氨酸残基）的磷酸化。

NSP1N 端的锌指结构具有 E3 泛素连接酶功能，能导致胞质蛋白的广泛泛素化，并可自身泛素化，其N端的锌指结构域是泛素化功能的关键结构域。以往有人推测NSP1与RV感染宿主的种属限制性有关。有学者提出这可能与NSP1和宿主特异的IRF3相结合的特性有关。NSP1基因3′端非编码序列可能在基因水平参与调控RV种属限制性。

NSP1蛋白在帮助RV逃避机体的免疫系统时起到很大的作用。NSP1通过蛋白酶依赖途径降解β－TrCP，进而抑制核因子κB（NF－κB）的激活以对抗宿主的IFN反应。β－TrCP是多亚基E3泛素连接酶复合物上的一个识别蛋白，是NF－κB的激活所必需的。NF－κB激活后才能够进入细胞核，与DNA序列结合调节基因转录，编码IFN－γ和肿瘤坏死因子α等细胞因子。最近有报道NSP1还能够下调p53蛋白和TNF受体相关因子2（TRAF2）的表达。NSP1通过蛋白酶依赖方式降解线粒体抗病毒信号蛋白（MAVS），导致宿主细胞的RNA检测机制的完全缺失和RIG－I/MDA－5/MAVS信号通路的中断，从而下调IFN的抗病毒信号。

2. NSP2

NSP2是由第8基因片段编码的一种碱性蛋白质，全长317个氨基酸，通过自身四聚体尾尾相连而形成八聚体，其羧基端参与毒质体的形成。

NSP2是一个在基因复制过程中有重要作用的多功能酶，比如结合单链RNA、ATP非依赖的螺旋解旋酶活性、NTP激酶活性和NDP激酶活性，也正因此它被广泛认为是召集单链RNA模板的分子发动者。有人推测它的这些功能可能与Mg^{2+}和核苷酸结合后导致NSP2八聚体的构象改变有关。

NSP2的主要功能是与NSP5共同作用以增强病毒感染力。研究表明，NSP5获得高磷酸化状态需要NSP2的帮助，单独的NSP5在细胞中表达时无法实现高磷酸化。

在最近的一项实验中发现了NSP2的两种不同形式：细胞质中分散的NSP2（dNSP2）和毒质体NSP2（vNSP2），并且这两种形式都以磷酸化形式存在。dNSP2磷酸化的NSP5及乙酰化的微管蛋白在毒质体开始形成时发挥主要作用，而毒质体的成熟需要vNSP2和磷酸化的NSP5。

这项研究分析了在毒质体的形成中NSP2的具体角色和功能。重组NSP2蛋白已成功在原核细胞中表达，并且免疫豚鼠后可获得特异性抗体。Westernblot和免疫荧光检测表明所得抗体不仅能与该重组NSP2蛋白发生特异性反应，而且可以与轮状病毒SA11株或Wa株感染的MA104细胞中表达的NSP2发生反应。这些结果提示NSP2可以作为抗原引起机体的免疫应答。

3. NSP3

NSP3由第7基因片段编码，通常由313个氨基酸残基组成，呈弱酸性，为非糖基化蛋白。有人提出NSP3是宿主翻译抑制剂。宿主细胞和轮状病毒复制需要共同的5′帽结构，而轮状病毒复制包含一个高度保守的3′一致序列，而不是多聚A尾。在宿主细胞中，轮状病毒的NSP3与宿主真核细胞翻译起始因子4G（eIF4G）结合，阻止eIF4G与PABP的相互作用，而eIF4G与PABP的相互作用在宿主mRNA的翻译起始步骤中和指导mRNA的环化过程是必不可少的，这样就干扰了宿主细胞mRNA的翻译，进一步导致宿主细胞的凋亡。另外NSP3在破坏宿主翻译时还同时特异结合病毒的3′一致序列，和eIF4G共同促进病毒的mRNA环化和转录。NSP3还能促进PABP在细胞核内的积聚，提示NSP3可能干扰宿主mRNA在细胞核与细胞质之间的穿梭运动。

然而，以上关于NSP3抑制宿主翻译和促进病毒转录的模式并不是完整的。最近的结果显示，siRNA介导的NSP3敲除实验表明，在缺少NSP3的情况下，病毒其他蛋白的表达和子代复制量都没有减少。同样，表达有缺陷NSP3的突变株同样能够在感染细胞中表达野生型水平的病毒蛋白，并达到高的感染效价。因此NSP3促进病毒转录和抑制宿主翻译的作用尚需进一步研究。

4. NSP4

NSP4由第10或11基因片段编码，早期研究表明NSP4是一种跨内质网膜糖蛋白，其氨基末端固定在内质网膜内，而其羧基端延伸至感染细胞的胞浆内。NSP4在病毒形态学发生过程中发挥重要的作用。病毒基因组在毒质体中翻译组装后，形成跨内质网的DLP后，NSP4连接DLP以出芽的方式促使它进入内质网，获得一过性脂质体包膜。DLP能够进入内质网得益于NSP4一个大的胞质区与双层颗粒的相互作用。通过RNA抑制实验使NSP4基因表达沉默，阻碍NSP4的表达，发现几种病毒蛋白的胞内积聚和分布受到影响，病毒DLP或三层颗粒（TLP）的组装不能完成。另外NSP4引起的胞内Ca^{2+}升高可以触发宿主细胞的自噬，随之NSP4与自噬标记蛋白LC3结合，运送VP7至毒质体中参与病毒的复制。

NSP4是第一个被报道的肠毒素，其肽段aa114～135被认为是肠毒素主要功能区域。NSP4经特定未知受体结合到细胞膜受体后，触发磷脂酶C－三磷酸肌醇级联反应，从而使内质网Ca^{2+}释放，胞内Ca^{2+}水平升高，氯化物分泌，引起腹泻。制备NSP4体外重组蛋白感染细胞后，测定胞内Ca^{2+}浓度的动态变化，证实了NSP4可以干扰Ca^{2+}的稳态。关于NSP4导致腹泻的机制还有其他观点。NSP4可以抑制Na^{+}与D－葡萄糖共转运，进而抑制水的重吸收导致腹泻。在酵母菌和哺乳动物中隐窝蛋白和NSP4有直接的相互作用，进而诱发腹泻。最近又发现NSP4疏水面与隐窝蛋白相互作用，但是隐窝蛋白本身起诱导腹泻的作用还是起促使NSP4移位到隐窝的信号指导作用尚不清楚。NSP4可能还与肠外传播引起的一些症状有关，如恶心和呕吐。体外重组NSP4实验表明它能促发肠嗜铬细胞分泌5－羟色胺，刺激脑部某些部位的迷走神经活动引起恶心和呕吐。

NSP4 还可能在宿主先天免疫反应中发挥佐剂的作用。NSP4 作为病毒编码的 PAMP 通过 Toll 样受体 2 的介导激活NF－κB 通路触发巨噬细胞释放促炎因子。利用体外纯化的 NSP4 感染小鼠 RAW264.7 细胞后引起巨噬细胞样 THP－1 细胞成功分泌促炎因子，并且还伴随着 p38、JNK 有丝分裂原激活蛋白激酶和 NF－κB 的激活。对昆明地区 2007～2008年轮状病毒腹泻儿童进行了 NSP4 基因型特征分析，发现与同期北京、上海、广州的流行株组内同源性较高，大于95%。这表明 NSP4 具有一定的保守性，对其深入研究可以为研制疫苗提供更多选择。

5. NSP5

NSP5 是由基因片段 10 或 11 编码的酸性蛋白，NSP5 氨基酸序列高度保守，C 末端是最保守的区域，这一区域也是 NSP5 的多聚化结构域。NSP5 有两个寡聚化区域：103～146的氨基酸残基部分包含一个二聚化结构域，187～198 氨基酸残基也就是 C 末端两性 α 螺旋区域参与 NSP5 的十聚化。NSP5 能形成一种狭长形状的蛋白正是得益于这些结构特点。

近年来的研究主要集中在 NSP5 在毒质体形成和病毒复制过程中的作用。已有相关报道指出 NSP2 和 NSP5 共同促进 NSP5 的高磷酸化，而 NSP5 具体的高磷酸化机制至今仍不是很清楚。采用小分子 RNA 干扰技术研究发现，阻断 NSP5 的形成，毒质体的形成和病毒的复制都会受到抑制。他们还认为 NSP5 是毒质体样结构（VLS）形成需要的唯一蛋白，此外，它还发挥召集其他病毒蛋白的作用。然而，NSP5 如何启动毒质体的形成机制至今尚未阐明。而另有研究发现是酪蛋白激酶 1－α（CK1－α）促进了 NSP5 的高磷酸化，细胞中 CK1－α 的量降低时，毒质体的形成就会受到很大影响，并且病毒双链 RNA 合成和感染病毒数量明显降低。

NSP5 募集 VP1、VP2 和 NSP2 进入毒质体中完成病毒基因组的复制和包装。最近有人报道 NSP5 是一种独特的病毒金属蛋白，可以结合一个［2Fe－2S］簇，铁硫簇是一种不稳定的金属硫化物。VP1 在 NSP5 上的结合区域是嵌入在［2Fe－2S］簇与 NSP5 之间的协调区域之中的，那么也许带有［2Fe－2S］簇的 NSP5 是 VP1 发挥从转录到复制聚合酶活性的一个辅因子，结合［2Fe－2S］簇后的 NSP5 与单链 RNA 的亲和力也得到了增强。NSP5 还可能受到小泛素样调节器（SUMO）的修饰以促进复制，当 NSP5 上的 SUMO 修饰位点发生突变时，SUMO 无法以非共价键的形式结合到 NSP5 的赖氨酸残基上，VLS 的形成受到阻碍，病毒的复制则无法完成。

6. NSP6

NSP6 和 NSP5 由同一基因片段编码，但是 NSP6 由位于 NSP5 读码框内的另一个读码框编码。大多数毒株中的 NSP6 由 92 个氨基酸组成，相对分子量大小约为 11×10^3。NSP6 在不同毒株中具有长度多态性。

NSP6 在病毒感染的细胞中表达量非常低，很不稳定，或检测不到 NSP6 表达，因此对 NSP6 在病毒感染细胞内的表达及分布的研究较少。目前普遍认为 NSP6 分布在毒质体中，具有 RNA 结合活性，可能与 NSP6 的二聚化有关。关于 NSP6 更多的生物学功能及免疫学性质还有待进一步研究。

目前关于轮状病毒蛋白的研究虽已取得了一定进展，但是还有许多待更深入的研究，如病毒入侵、复制和包装过程中各种蛋白的相互作用，病毒利用蛋白多步对抗宿主的先天免疫反应，NSP1 是否还通过其他方式降解各种因子，在内质网上与 NSP4 结合的受体本质还未证实，细胞内 NSP4 的分布与其功能的相关性等。总之，对轮状病毒蛋白的深入研究会帮助控制和消除 RV 对人类健康的危害。

三、轮状病毒受体及其作用

病毒受体是宿主细胞表面的特殊结构，能够与病毒特异性结合，介导病毒侵入并促进病毒感染宿主细胞。因此，病毒受体是介导病毒感染宿主细胞的关键因素。阐述参与 RV 感染的主要受体唾液酸（SA）、神经节苷脂（GS）、人类组织血型抗原（HB－GAs）、紧密连接蛋白（TJP）、整联蛋白和热休克蛋白（Hsp）70 及其作用。

（一）唾液酸

唾液酸（SA）是神经氨酸中氨基氢或羟基氢被取代的一类衍生物的总称，其广泛存在于各种生物组织中，通常以低聚糖、糖脂或糖蛋白的形式分布于细胞表面，在细胞的分化、相互识别、黏附等生理过程中发挥重要作用。自然界最常见的 SA 家族成员包括 N－乙酰神经氨酸（Neu5Ac）和羟乙酰神经氨酸（Neu5Gc）。SA 是 RV 感染宿主细胞最早被发现的相关受体之一。RV 对 Neu5Ac 和 Neu5Gc 有突出的识别力。据文献报道，大多数动物 RV 毒株能识别 Neu5Ac 和 Neu5Gc，其中 RRV（猴）对 Neu5Ac 显示出较强的结合特异性，而 OSU（猪）、CRW－8（猪）、SA11（猴）和 NCDV（牛）毒株对 Neu5Gc 表现出更强的结合特异性。与 Neu5Gc 在动物细胞中表达较多一致，动物 RV 毒株能更多地识别 Neu5Gc。正常人体组织中的 Neu5Gc 只能从摄入食物中获取，人体自身合成 Neu5Gc 的能力较低，目前未发现人 RV 株与 Neu5Gc 结合的情况。

SA 主要通过与 RV 的 VP8 相互作用，参与最初的细胞黏附。VP8 与 SA 受体结合位点的差异，可能是导致不同 RV 毒株对 Neu5Ac 和 Neu5Gc 识别存在差异的原因。研究发现，OSU、CRW－8、SA11 和 NCDV 毒株的 VP8 第 187 位氨基酸多数情况下是甘氨酸，而 RRV 株在 VP8 这个位置上是赖氨酸。VP8 氨基酸序列中第 187 位氨基酸的性质可能影响与 SA 结合的特异性，而第 157 位氨基酸可能对结合 SA 的亲和力有影响。通过对 CRW－8 和 RRV 毒株的 VP8 与 SA 衍生物 Neu5Acα2Me 和 Neu5Gcα2Me 复合物的晶体结构分析显示，其均含有 β 夹心半乳糖凝集素样折叠结构，SA 结合部位有相似的沟槽样结构。一些动物 RVVP8 受体结合部位的氨基酸序列具有高度保守性，为唾液酸酶依赖型毒株；这些唾液酸酶依赖型的 RV 与连接在多聚糖末端的 SA 结合，可以识别细胞表面的 SA 受体而黏附到宿主细胞上；而大多数动物和人类 RV 为唾液酸酶非依赖型毒株。

（二）神经节苷脂

GS 是一类含 SA 的糖鞘脂，广泛存在于脊椎动物各组织细胞膜，GS 与细胞间连接、移动、识别和信息传递等功能息息相关。典型 GS 结构包括末端（主链）SA、近末端（侧链）SA 和神经酰胺尾部。GS 主要包括 GM1、GM2、GM3 和 GD1a。在 RV 感染 MA104 细胞的过程中，通过用 RNA 干扰技术（RNAi）可抑制细胞中 GS 生物合成所需要的酶，减少 GS 的合成，从而降低 RV 的感染性。即 RV 完全可黏附到 RNAi 处理后的细胞表面，但不能进入细胞。通过阻断 GM3（α－GM3）可抑制 RRV 和 CRW－8 毒株的感染；末端 SA 是 GM3 与 RVVP8 结合及相互作用的主要基团。唾液酸酶依赖型毒株 CRW－8 株的 VP8 可识别 GD1a 的末端 SA 和近末端 SA；而唾液酸酶非依赖型毒株 Wa 株的 VP8 可识别结合 GM1a 的近末端 SA。RV－3 株和 NK 株也可识别含有近末端 SA 的 GM1a。GM1a 可能是人 RV 感染过程中最常用的 GS。由此可见，唾液酸酶依赖型的动物 RV 株可能更容易识别含有末端 SA 的 GS 受体，而唾液酸酶非依赖型的人 RV 株则更容易识别含有近末端 SA 的 GS 受体。

（三）人类组织血型抗原

HBGAs 是复合糖分子抗原，不仅存在于红细胞表面，更广泛存在于人体的呼吸道、泌尿生殖道、消化道等黏膜上皮细胞表面，尤其是肠道上皮细胞，它们以游离寡糖的形式存在于体液中，如唾液、肠内容物、乳汁和血液。HB－GAs 为一类复合糖，其通过由 ABO、分泌型和 Lewis 三个 HBGA 基因家族编码的糖基转移酶催化不同单糖加入前体糖链而合成。糖基转移酶 FUT2 催化 α－1，2 岩藻糖残基添加于糖前体合成 H 抗原，有些人群缺乏活性糖基转移酶 FUT2，不能合成 H 抗原，称为“非分泌型”，反之将可以合成 H 抗原的称之为“分泌型”。H 抗原进一步由糖基转移酶催化修饰可以形成 ABO 系统抗原（A 型和 B 型）以及 Lewis 系统抗原 Lewisb（Leb）型或 Lewisy（Ley）型。糖基转移酶 FUT3 可催化 α－1，3 或 α－1，4 岩藻糖残基添加于糖前体形成 Lewisa

(Lea) 型或 Lewisx (Lex) 型抗原。HBGAs 的遗传多样性导致机体对病原体的易感性有所不同。人 RV 的 VP8 蛋白可与 HBGAs 特异性结合，一些人 RV 株可与 H 型 HBGAs 特异性结合，另一些人 RV 株可与 A 型 HBGAs 特异性结合。研究发现，Leb 和 H1 型 HBGAs的单抗能够阻断重组 VP8 与唾液、乳汁中的 HBGAs 结合，并能阻断重组 VP8 与合成 HGBAs 的结合。RVHAL1166 株（人）的 VP8 与受体复合物的 X 线晶体结构分析显示，VP8 与 A 型 HBGAs 的结合位点与 RRV（猴）和 CRW－8（猪）VP8 结合末端 SA 的结合位点为同一位置。K8 株（人）的 VP8 与 A 型 HBGAs 结合时，其受体结合部位发生了构象变化，并认为该变化对 RV 适应宿主细胞来说可能是非常重要的。

不同 P 基因型 RV 与 HBGAs 的结合具有特异性。通过饱和度转移差异—磁共振谱（STD－NMR）对不同 P 基因型 RV 与 HBGAs 的相互作用进行研究，结果发现，轮状病毒株P［4］DS－1 和 P［6］RV－3，P［6］ST－3 的 VP8 可识别结合 A 型 HBGAs，同时 A 型 HBGAs 可以抑制 P［4］DS－1，P［6］RV－3，P［6］ST－3 的感染；但 P［8］Wa 株不能识别 A 型 HBGAs；一些较少见 RV 株，如 P［14］及 P［9］、P［25］，其 VP8 也能与 A 型 HBGAs 识别结合；所有实验毒株均不结合 Leb 抗原和 H1 型 HBGAs。因此，不同 P 基因型 RV 与 HBGAs 的结合特异性对了解 HBGAs 在 RV 感染中的作用具有重要意义。

HBGAs 作为 RV 感染宿主细胞结合受体的发现，引发了大量有关 HBGAs 与人群 RV 易感性的研究。欧洲和北美洲国家约 80% 为 HBGAs 分泌型抗原人群，RV 与 HBGAs 之间的作用可能是导致这类人群中 RV 相关性疾病高发的原因。多年来，全球大约 90% 的 RV 相关性胃肠炎是由 P［4］和 P［8］RV 株引起的。P［4］和 P［8］RV 株的 VP8 能够识别 H1 型和 Leb 抗原，但 P［6］RV 株的 VP8 只能识别 H1 型抗原，所以具有相应抗原的人群可能容易被上述毒株感染。非裔美国人中 Lewis 阴性（H＋Lea－b－）比例明显比其他人群高，从遗传学角度来说，这些人群缺少功能性 Lewis 基因的表达，他们只具有 H1 型抗原，不具有 Leb 抗原。所以 P［6］RV 株在非洲国家广泛流行，可能是因为这些地区人群的 Lea－b－表型占比较高。一项在法国、越南、非洲进行的回顾性研究显示，HBGAs 非分泌型体质者对多数 RV 感染不太敏感，P［6］型 RV 感染可能与 HBGAs 分泌状态无关。无论儿童是何种血型，均易受到 RV 感染，所以 RV 感染与 HBGAs 分泌型之间的相互关系是有疑问的，HGBAs 在人 RV 感染中可能不是必需的。阐明 HBGAs 在 RV 感染中的确切作用，还需要进一步进行结构学、病毒学和不同国家地区的人口流行病学研究。

（四）紧密连接蛋白

小肠上皮细胞构成了机体内外环境之间的第一道保护屏障，在阻止病原微生物从黏膜侵入方面起着非常重要的作用。紧密连接是肠黏膜上皮细胞之间的主要连接方式，对维持肠黏膜屏障机械结构完整和正常功能发挥起重要作用。紧密连接由咬合蛋白、闭合蛋白和连接黏附分子 A（JAM - A）三种完整的膜蛋白及闭合小环蛋白（ZO - 1、ZO - 2 和 ZO - 3）等外周胞浆蛋白组成。Claudin - 1 是 Claudins 家族的主要成员，是构成紧密连接的主要骨架蛋白之一。作为 TJP 原纤维形成的主要成分，Claudin - 1 表达具有组织特异性，在正常肠黏膜上皮细胞间高表达，参与维持上皮细胞极性和调节肠道屏障的通透性，对于维持肠上皮结构和功能，保护肠道屏障完整性，防止毒性大分子物质进入体内等方面起着重要作用。

一些病毒在感染宿主细胞过程中，TJP 可作为病毒的受体，通过结合和破坏这些 TJP，使病毒达到入侵上皮细胞的目的。应用 Caco - 2 细胞培养 RV 后，可见细胞的 TJP Occludin 和 Claudin - 1 的分布发生改变。在正常细胞中，Occludin 分布在细胞和细胞之间紧邻的边缘部分，当感染 RV 后，Occludin 的分布随着感染时间的延长而变得紊乱，几乎遍及整个细胞，最后导致紧密连接通透性的改变，促使病毒入侵宿主细胞。在 RVWa、UK、YM、RRV 株感染 MA104 细胞时，用 RNA 干扰（RNAi）技术使JAM - A、Occludin、ZO - 1 在 MA104 细胞中表达沉默。结果显示，JAM - A 表达沉默，Wa、UK、RRV 株的感染性下降约 50%，但 YM 株未受影响；Occludin 表达沉默，上述 4 种 RV 株对 MA104 细胞的感染性均下降 50% ~60%；ZO - 1 表达沉默，可使上述 4 种 RV 株的感染性下降 50% ~70%。另将失去外层蛋白衣壳的 RV 颗粒转染到 MA104 细胞，发现其病毒复制不受 JAM - A、Occludin 表达沉默的影响，说明 JAM - A、Occludin 与 RV 之间的相互作用发生在病毒进入细胞前的阶段。综上所述，JAM - A 是某些 RV 株感染 MA104 细胞的协同受体；Occludin、ZO - 1 在 RV 感染过程中作为支架起到了聚集和固定信号分子的作用。

（五）整联蛋白

整联蛋白又称为整合素，是一类由细胞膜上 α 和 β 两个亚基以共价键结合形成的 αβ 异源二聚体复合物，是一类重要的具有多种生物学功能的细胞膜黏附因子受体。主要介导细胞黏附和信号传导，并参与细胞的生长、发育、分化、凋亡等重要细胞生命活动。能够识别多种病毒表面特定的“精氨酸—甘氨酸—天冬氨酸（RDG）序列”，在病毒吸附或感染细胞过程中具有重要的作用。

整联蛋白 $\alpha_2\beta_1$、$\alpha_4\beta_1$、$\alpha_x\beta_2$、$\alpha_v\beta_3$ 作为细胞受体在 RV 的吸附或感染过程中发挥了重要作用。在非容纳细胞中表达整联蛋白，可增加 RV 对细胞的感染性，这说明整联蛋白在 RV 感染过程中发挥了作用。$\alpha_4\beta_1$ 与 RV 感染某些特定类型的细胞相关。

RV 结构蛋白 VP5 和 VP7 都可与整联蛋白相互作用。VP5 和 VP7 中含有整联蛋白的配体序列，即位于 VP5 的 IDA（aa538～540）、YGL（aa448～450）、DGE（aa308～310）和位于 VP7 的 LDV（aa237～239）、GPR（aa253～255）、CPN（aa161～169）等。在抗体和肽链阻断实验中，VP5 通过 DGE 序列与 $\alpha_2\beta_1$发生相互作用。VP7 通过 GPR 和 LDV 序列与 $\alpha_4\beta_1$、$\alpha_x\beta_2$发生相互作用；VP7 中包含高度保守的 CPN 序列，可直接与 $\alpha_v\beta_3$发生相互作用。CPN 肽链在不影响 RV 与细胞结合的情况下抑制其感染性，说明 $\alpha_v\beta_3$可能在黏附后阶段起作用。RV 所识别的 $\alpha_2\beta_1$中的位点（α_2I 中的 α_1、$\alpha_C-\alpha_6$和 α_F螺旋结构域）与其他 $\alpha_2\beta_1$配体所识别的 $\alpha_2\beta_1$的位点明显不同。

RV 非结构蛋白 NSP4 可与整联蛋白 $\alpha_1\beta_1$、$\alpha_2\beta_1$相互作用。NSP4 是 RV 的肠毒素，通过结合细胞受体导致 RV 相关性腹泻。NSP4 可以特异性结合 α_1、α_2的 I 结构域，这种特异性结合通过 I 结构域中金属离子依赖性基团的介导，需要 Mg^{2+} 和 Mn^{2+} 参与，可被 EDTA 阻断。对结合 I 结构域来说，NSP4 114～130 位氨基酸是必需的。NSP4 与整联蛋白 α_1、α_2的相互作用是 RV 肠毒素功能的基础，使 NSP4 成为 RV 的重要毒力因子，与其他肠道致病原的肠毒素相区别。

（六）热休克蛋白 70

热休克蛋白（Hsp）是一类广泛存在于原核生物和真核生物中的应激蛋白，Hsp70 是 Hsp 家族成员之一，除了分子伴侣功能外，还参与细胞保护、抗原递呈、肿瘤免疫等过程，同时也是 RV 感染细胞的协同受体之一 。

所有的 RV 都需要 Hsp70 才能进行高效的感染。研究发现，VP5 的合成肽段（aa642～658）可与 RRV 株在结合细胞 Hsp70 的过程中产生竞争性抑制作用，并且这种相互作用在黏附后阶段发生。VP6 的合成肽段（aa280～297）、VP4 的合成肽段（aa531～554）能够通过与 Hsp70 相互作用，抑制 RRV、YM 和 Wa 对 MA104 细胞和 Caco－2 细胞的感染，说明 VP6、VP4 可能通过结合 Hsp70 参与 RV 感染细胞的过程。

介导 RV 感染宿主细胞的过程，是一个多步骤、涉及多个靶细胞受体共同参与的过程。虽然针对细胞表面相关受体与 RV 感染性已做了一些研究，但仍有许多问题没有解决，如耐唾液酸酶 RV 株对细胞受体识别的机制，已鉴定的细胞受体是否足够解释 RV 的组织嗜性、宿主范围等。相信随着生命科学的不断发展，越来越多的病毒受体将被人们所认识，为研发抗 RV 药物及疫苗提供更好的切入点和新的思路。

第三节 发病机制

RV 属于呼肠病毒科家族，其核酸为双链 RNA。病毒衣壳呈 20 面体结构，RV 的感染不仅局限于胃肠道，曾在受感染儿童和动物的血液、免疫细胞以及其他肠外器官和组织如肝、心脏、肺、肾、睾丸、膀胱和中枢神经系统检测到 RV 抗原、RV RNA，RV 的系统感染是导致其死亡的重要原因之一。

一、RV 感染宿主细胞的机制

RV 感染具体的机制至今仍未有明确的说法，以往的研究认为 RV 侵犯绒毛上皮柱状细胞，使细胞发生空泡变性和坏死，受累的肠黏膜上皮细胞脱落或结构破坏，双糖酶活性降低，肠道内水、电解质转运失调，葡萄糖吸收功能障碍，引起腹泻。

腹泻时大量物质快速通过肠腔，肠壁屏障受损、内环境紊乱、肠道菌群失调、脂肪酶缺乏等，使脂肪、乳糖分解不全，造成肠道吸收不良，故 RV 性腹泻多合并肠道营养吸收不良。

但是最近有研究认为，小肠组织的损伤和疾病症状没有绝对的相关性。腹泻症状的轻重与所感染的病毒 VP4 类型有关，而不同地区的 VP4 类型可能也不同。导致 RV 腹泻的机制可能有多种。

目前认为 RV 主要感染哺乳动物小肠绒毛顶端成熟的上皮细胞，整个感染过程较复杂，可分为黏附、侵入、复制、释放。

（一）黏附

结构蛋白 VP4 和 VP7 构成病毒颗粒外层衣壳，其表面伸出的附着蛋白—刺突对蛋白酶敏感，胰蛋白酶可诱导刺突构象改变，从而暴露出糖蛋白表面的附着点，进而作用于宿主受体。这些受体包括末端唾液酸、整合素、热休克蛋白、神经节苷脂，近来研究发现，组织血型抗原也可以作为 RV 的结合受体而被病毒蛋白识别。

（二）侵入

一旦病毒结合到细胞表面受体，病毒颗粒通过非网格蛋白和非小凹蛋白介导的内吞作用，穿入细胞质内，这导致双层颗粒（DLP）释放到细胞溶质中，并在这里进行转录和翻译，这就是受体介导的内吞作用侵入细胞的途径。还有一种可能的途径是 RV 直接侵入细胞：细胞感染后胞膜通透性增高，RV 在 VP4 的介导下附着并进入胞内。近期的许多研究显示，RV 主要是通过前种途径进入细胞的。

（三）复制

病毒的复制是在胞质中进行的，病毒侵入细胞后进行脱壳，在 VP1、VP2、VP3 介导下合成 mRNA。病毒蛋白 NSP2、NSP5、NSP6、VP1、VP2 和 VP3 的相互作用下形成病毒质粒，病毒质粒可以产生含有 11 个 RV 基因片段的亚病毒 - DLP，DLP 移动到粗面内质网（RER），DLP 的跨膜蛋白 NSP4 与 RER 结合，移动入 RER 的内腔，并随后获取衣壳蛋白 VP4 和 VP7 后，成熟而具有传染性。RV 的复制导致感染肠细胞裂解，并从绒毛上脱落，最终绒毛的固有层裸露，肠道绒毛固有层有充足的血管和淋巴管，RV 可以很容易进入血管系统和淋巴系统并扩散到肠外器官和组织。

（四）释放

成熟的病毒通过被感染细胞的分泌或裂解而释放。在 RV 感染的自然过程中，RV 主要释放到肠腔中，然而 RV 可能会进入肠壁固有层并通过血液循环、淋巴系统迁移到达其他器官。

二、RV 致腹泻机制

临床上导致腹泻的机制复杂，并非某种单一机制引起，是因于轮状病毒的多重活动。因为称之为肠黏膜细胞的肠细胞遭到该病毒的破坏而导致吸收不良，产生肠毒素的病毒蛋白质 NSP4 制造了依赖钙离子的氯化分泌物，破坏了钠—葡萄糖协同运输蛋白 1（SGLT1）载体调节的水分再吸收，这降低了刷状缘薄膜双糖酵素的活动，而且可能激化肠神经系统中依赖钙离子的分泌的反射作用。健康的肠黏膜细胞会分泌乳糖酶进入小肠；所以因乳糖酶缺乏而造成的乳糖不耐症也是轮状病毒感染经常出现的症状，这个症状可以持续数周。乳糖不耐症的再次发生通常与牛奶再次引入儿童的日常饮食有关，因为细菌发酵生成双糖乳糖。

而 RV 侵入肠道后，在小肠绒毛顶端的柱状上皮细胞上复制，细胞发生空泡变性和坏死，其微绒毛肿胀，排列紊乱和变短，受累的肠黏膜上皮细胞脱落，遗留不规则的裸漏病变，致使小肠黏膜回吸收水分和电解质的能力受损，肠液在肠腔内大量积聚而引起腹泻。同时，发生病变的肠上皮柱状细胞分泌双糖酶不足且活性降低，使食物中糖类消化不全而积滞在肠腔内，并被细菌分解成小分子短链有机酸，使肠液的渗透压增高，微绒毛破坏亦造成水和电解质的进一步丧失。

RV 由 6 个结构蛋白（VP1、VP2、VP3、VP4、VP6、VP7）和 6 个非结构蛋白（NSP1～NSP6）组成，新近研究表明，轮状病毒的非结构蛋白 4（NSP4）与发病机制关系密切。NSP4 是具有多种功能的液体分泌诱导剂，可以通过以下方式发挥作用：作用于固有层细胞，激活 Cl^- 分泌和水的外流；改变上皮细胞的完整性，从而影响细胞膜的通透性；通过旁分泌效应作用于未感染的细胞，扩大了被感染的黏膜上皮细胞的感染效应；直接作用于肠道神经系统（ENS），产生类似于霍乱毒素引起的腹泻；本身可能形成一个通道或是激活一种潜在的 Ca^{2+} 激活通道，导致分泌增加。

（一）NSP4 的相关机制

NSP4 是一种新的肠道毒素，且具有多个功能的液体分泌诱导剂。NSP4 或者其他起等效作用的 112～175 位氨基酸肽段分别作为一种肠道毒素可以诱发小鼠的腹泻，这与 RV 引发的腹泻相似。NSP4 影响肠道上皮细胞及其相互作用，进而引起腹泻可能是通过以下方式：作用于固有层细胞，激活 Cl^- 的分泌和水的外流；改变上皮细胞的完整性，从而影响细胞膜通透性；本身可能形成一个通道或是激活一种潜在的 Ca^{2+} 通道，导致分泌增加；通过旁分泌效应作用于未感染的细胞，扩大了被感染的上皮细胞的感染效应；直接作用于肠道神经系统，类似于霍乱毒素引起的腹泻，轮状病毒蛋白 NSP4 对胃肠道黏膜有直接毒性作用，而该蛋白的抗体可预防轮状病毒引起的腹泻。然而，NSP4 基因序列的变异不一定与病毒株毒力差异及感染的临床严重程度相关。除了充当肠毒素以外，NSP4 蛋白还可以调节钙稳态和病毒复制。病毒发病机制所涉及的其他蛋白包括影响病毒 RNA 复制水平的加帽酶，启动感染所需的外壳蛋白，以及充当干扰素拮抗剂的 NSP1 蛋白。

（二）ENS 的相关机制

在绒毛上皮细胞层下富含大量的神经组织，容易接收到各种刺激，包括 RV 感染后的上皮组织传来的刺激。大量实验证实 ENS 参与了 RV 腹泻的发病机制，这也为治疗重症 RV 肠炎提供了新的方向。神经激肽－1（NK－1）受体很有可能参与了腹泻的发病机制，因为在 NK－1 受体基因敲除的小鼠，NK－1 受体拮抗剂的应用并不能减弱腹泻的症状，而在正常的小鼠却能够明显减弱其腹泻症状。这些神经传递体及其拮抗剂的研究不但进一步说明了 VR 肠炎发病机制与 ENS 有关，而且也为 RV 肠炎的诊治提供了新的研究方向。

（三）其他机制

包括 Ca^{2+} 调节 Cl^- 通道的激活和促使肠腺体分泌 Cl^- 等；吸收障碍主要是糖类、脂类等吸收减少导致肠道内渗透压增加引起腹泻；肠道动力学改变致转运时间缩短等也都可能与 RV 肠炎发病有关。

目前认为，轮状病毒所致腹泻的发病机制至少涉及 3 个因素：刷状缘酶的丢失、轮状病毒肠毒素 NSP4 的直接作用和肠道神经系统的激活。

急性轮状病毒感染通常伴随着肠道刷状缘酶（如麦芽糖酶、蔗糖酶和乳糖酶）水平的降低，导致急性感染时 D－木糖和乳糖吸收不良。渗透性腹泻发生的原因很可能是绒毛上皮细胞受损导致刷状缘酶缺乏和糖类吸收障碍。这种情况下口服补液有效，可能说明肠道黏膜为不连续的零散损伤。

轮状病毒可激活肠道神经系统而导致肠道分泌液体和电解质紊乱。消旋卡多曲（一种肠道脑啡肽酶抑制剂）治疗轮状病毒所致腹泻有效，这提示肠道神经系统在轮状病毒所致腹泻中起一定作用。轮状病毒刺激肠嗜铬细胞释放5－羟色胺，可能与该病毒感染典型的剧烈呕吐有关。

三、RV 肠外扩散机制

RV 感染后不仅有胃肠道损害，还可侵犯全身其他系统，感染后可通过肠黏膜入血，释放病毒毒素，形成病毒血症，引起全身性感染，进而侵犯中枢神经系统、循环系统、呼吸系统等多脏器功能损害。

研究发现，病毒血症是 RV 导致肠管外脏器损伤的重要机制之一，而目前 RV 侵犯全身多系统的观点已成为共识，而 RV 易侵犯的肠道外器官与组织主要有支气管、肺泡、心、肝、肾，其次是血液、神经、胰、胆。

研究显示，RV 感染后血液中天门冬氨酸氨基转移酶（AST）、肌酸激酶同工酶（CK－MB）、乳酸脱氢酶（LDH）、降钙素原（PCT）等的均值显著高于各自的参考范围上限，证实 RV 感染性腹泻患儿可能合并有心肌损伤，急性期反应物质 PCT 明显升高。RV 导致的肠道外发病可能是病毒和宿主两方面因素相互影响所致。RV 引起肠道外发病的途径和机制如下。

（一）RV 扩散与肠道黏膜屏障的破坏

正常情况下肠道具有完整的屏障功能，肠屏障功能部分是由细胞间的连接复合物维持，紧密连接位于极化肠细胞的基底面，使上皮细胞层形成一道屏障，从而把肠腔和肠壁固有层隔开，防止肠腔内病原体透过肠壁而进入其他脏器或组织，从而控制病原体的播散。一旦 RV 入侵，NSP4 在极化上皮细胞的表达可导致紧密连接的破坏，可能会导致细胞旁渗漏，通过这种机制，RV 可以有效地侵入邻近肠并加强复制，从而导致肠黏膜屏障损害，成为 RV 入侵的突破口，为肠外播散创造了有利条件。

（二）病毒血症（或）抗原血症途径

目前，在 RV 肠外扩散的相关研究中，RV RNA 血症、抗原血症已经成为研究的热点。许多学者认为 RV RNA 血症、抗原血症可能是 RV 肠外扩散的中间机制和重要环节。先前的研究显示，在感染患儿的血液中检测到 RV RNA 和 RV 抗原，已经证实 RV 可以从肠道播散至血液中。

有学者推测，RV 可能通过肠黏膜而进入肠道富含血管的固有层，进一步扩散入血管并向全身播散。

在大多数儿童和幼年动物 RV 肠外扩散的报告中，肝脏是主要受累器官，具有高的 RV 的检出率，可能是因为肠道血管尤其是门静脉，一旦混有 RV 的血液从肠道流出，便进入肝脏，这进一步说明了抗原血症或 RV RNA 血症是导致 RV 肠外扩散的重要机制。

RV 感染患者通常可以检测到抗原血症。在 RV 胃肠炎患儿突然猝死的报告中指出，死者的大脑、心脏、肝脏和小肠都检测到 RV 抗原 VP6、NSP1、NSP3、NSP4，这表明 RV 的系统感染很可能与抗原血症有关。

相关研究显示，在大便和血清中都能检测到 RV RNA 和 RV 抗原的患者比那些只有大便中 RV 阳性的患者更有可能发生高热和严重的呕吐，但导致高热和严重呕吐的机制尚不明确。

RV 是如何扩散入中枢神经系统的，不排除其通过血液循环进行扩散的可能，因为病毒血症可能发生在疾病的早期，并且持续的时间非常短；或者是因血浆病毒滴度过低而无法检测到；当然 RV 也可能是通过其他途径进行肠外扩散的，比如淋巴途径等。

RV 可以通过胃肠道屏障而到达血液循环，导致抗原血症和病毒血症，从而引发机体各个脏器病变，这已经通过酶免疫测定、免疫组化、原位杂交以及反转录聚合酶链反应等方法在感染 RV 患儿的血液及尸检中测得。病毒血症在 RV 感染的早期很常见，并可能与肠道外受累有关。

（三）RV 扩散与淋巴系统

淋巴结是引流肠和肠外器官而导致病毒扩散的重要部分，同时免疫机制在肠外扩散及致病中也有着重要的意义。

RV 可以感染免疫细胞或被免疫细胞（巨噬细胞、树突细胞或淋巴细胞）吞噬，含病毒的免疫细胞迁移至淋巴管并进入 MLN。实验证实，在给物种接种 RV EDIM 株后，第一天在淋巴集结、MLN、腹股沟淋检测出的 RV 特异性蛋白，同时在 MLN 组织的巨噬细胞、B 淋巴细胞中也检测到。其中在 MLN 中的浓度最高，结果提示，MLN 可能是 RV 第二复制位点，RV 经某种途径到达 MLN，并进行复制，巨噬细胞、淋巴细胞是可移动的，可以作为 RV 传播和肠道外播散的运输载体。MLN 可能作为门路在 RV 肠道外发病中起重要作用。

肠道外发病可以通过淋巴管途径播散，经过胃肠道向肠外播散的途径是：口服接种后的 VR 依次经过胃、肠、集合淋巴结、肠系膜淋巴结、外周组织和器官，这个途径也和已经阐明的呼肠病毒科病毒向肠道外扩散的途径相一致。具体播散的病毒株是由 NSP3 决定的，其次还和 RV 的第 6 个基因片段编码的结构蛋白 VP6 有关。NSP3（或）

VP6 调节 RV 向肠道外扩散的具体机制还有待进一步的研究。

（四）RV 扩散与免疫机制

免疫缺陷的患儿感染 RV 后可在肠道外如肝脏和肾脏等脏器内检测到复制的病毒抗原，这提示 RV 肠道外发病机制可能和机体的免疫功能低下有关。早期研究也表明，RV 抗原血症的存在是机体免疫缺陷的结果，但近年来的报告显示，具有免疫能力的 RV 腹泻患儿也常发生 RV RNA 血症。免疫过程在 RV 肠外扩散及发病中起着重要的作用。

RV 感染诱导先天性和适应性免疫应答，包括细胞因子和病毒特异性抗体的产生。树突状细胞（DC）是专职的抗原呈递细胞，并已确认可以调节固有免疫和适应性免疫，有二种 DC 的亚型，髓样树突状细胞（mDC）和浆样树突状细胞（pDC）。

有研究表明，激活 mDC 和 pDC 在 RV 感染者急性期外周血单核细胞（PBMC）中的比例增加，急性期 PBMC 中激活的 pDC 比例似乎与抗原血症水平相关，这表明 pDC 可能会在肠道组织呈递和处理 RV 抗原，并传播至肠道外。RV 可能通过树突状细胞、淋巴细胞和巨噬细胞进行运输。一方面这些免疫细胞可支持 RV 复制，另一方面具有抗原呈递作用，支持 RV 抗原的呈递，这表明了 RV 肠外感染与免疫机制密切相关。

细胞因子可以调节 RV 介导的炎症反应过程，并可能影响 RV 的肠外扩散及发病。在 RV 感染患儿的临床研究中，白介素 -6（IL -6）、白介素 -10（IL -10）、γ-干扰素（IFN -γ）、α-干扰素（IFN -α）和人肿瘤坏死因子 β（TNF -β）的水平升高已有报道。

有学者认为，IL -17 通过促进紧密连接形式，可以加强小肠屏障的功能，在 RV 肠外扩散中有着重要意义。曾在台湾 RV 腹泻患儿中进行的一项研究显示，伴有抗原血症的患者其 TNF -β 水平明显比非抗原血症患者高。TNF -β 是由 Th1 辅助细胞和 CD_8^+ 细胞毒性 T 细胞释放出来的，能促进巨噬细胞活化并趋向感染的部位，加强细胞毒性 T 细胞免疫应答。

RV 感染与免疫机制密切相关，也表明了 B 细胞可以不依赖于 T 细胞而减少 RV 的排放，这可能是通过体液免疫产生 IgA 等免疫球蛋白所致。IgA 是接种疫苗后产生的最重要的保护性抗体。但是要完全使 RV 感染恢复，还是需要有 α、β、T 细胞的参与。

在 RV 感染的 B 细胞介导的免疫中并不依赖 IgA 的存在，而 α、β 整合素的表达却是必需的，可能是因为 α、β 整合素作为一种细胞黏附分子具有使淋巴细胞归巢到 Peyer小结和肠道黏膜固有层作用的缘故。研究也提示了 RV 感染后症状的轻重、是否向肠道外播散及致病过程均和机体的免疫机制有关。

四、RV 感染对胃肠外其他脏器及其他系统功能影响的机制

（一）RV 感染导致肝胆功能异常的机制

RV 胃肠炎可引起一过性肝酶升高，甚至可在人类的肝细胞内复制，RV 对肝功能的影响在免疫缺陷患者中尤为突出，临床已证实 RV 具有嗜肝组织的特性，同时还发现，RV 的肝趋向性并非是血清型特异的，严重免疫缺陷患儿可以同时出现两种血清型的 RV 感染。

除肝脏的炎症改变外，肝细胞中存在大量脂滴和空泡，由此提示 RV 所致肝脏损伤如同丙型病毒性肝炎一样，也具有肝脏脂肪变的病理特征。

此外，肝脏超微结构也显示线粒体病变尤为显著，推测 RV 侵犯肝脏后可能主要影响肝细胞能量代谢的场所，导致能量代谢紊乱。

目前认为，围生期导致的病毒感染，例如，呼吸道肠道病毒 3 型、巨细胞病毒、RV 可能与胆道闭锁有关。病毒可能参与了免疫介导的对胆管树的损伤，新生儿免疫系统对病毒易感性也许是主要原因。通过用病毒诱导培养的鼠肝外胆道上皮细胞，也证实免疫介导损伤的存在。

在国外最近的研究发现，胆道闭锁除与病毒数量有关外，RV 引起先天性胆道闭锁，一般发生在生后 12 h 内新生儿，此后新生儿不易发生。近来，国外采用经腹腔接种方法，建立 RV 所致的胆汁淤积，先天性肝外胆管闭锁动物模型，证实 RV 是导致这一病理改变的最佳病原体之一。用恒河猴 RV 感染新生的 Balbc 小鼠发现，85% 的小鼠出现胆汁淤积，所有胆汁淤积的小鼠均有不同程度的肝外胆管闭锁，并使其中 90% 的小鼠死亡；而用 RVT3 感染该鼠，不能导致胆道闭锁，而出现共济失调等神经系统症状，在 3 周内鼠全部死亡；RV 感染所致的胆汁淤积，可使胆管发生逆行感染。

（二）RV 感染引起胰腺功能异常的机制

最近国外研究证明，RV 可以在胰腺细胞内生长，RV 感染人类胰腺可能性是存在的。RV 的肽链序列与胰岛自身抗原谷氨酸脱羧酶（GAD）及酪氨酸磷酸酯酶 IA－2 的 T 细胞抗原决定簇高度相似。因此，RV 感染可以触发或加重遗传易感儿胰岛的自身免疫，使 RV 感染儿童有发生 1 型糖尿病可能。在急性小肠炎期间 RV 引起急性胰腺炎、胰高血糖素升高、暂时性外分泌胰腺功能不全也有报道。

国内初步调查显示，在急性小肠炎期间，约 1.6% 患儿可出现胰淀粉酶明显升高且伴有腹痛。国内动物实验也证实，人类 RV 可以侵犯新生小鼠的胰腺，进一步提示人类 RV 也可能具有嗜胰腺组织的特性。这对将胰腺也列为 RV 全身感染的监测对象，以及

对胰腺受损患儿的远期追踪观察提供了有价值的参考资料。

（三）RV 感染对中枢神经系统损害的机制

RV 腹泻引起脑炎、脑膜炎、良性惊厥及其他中枢神经系统损伤早有报道。1978 年，首次报道了 RV 腹泻可引起脑炎，有人通过反转录 PCR 检测出 RV 脑炎患儿脑脊液中的 RV 基因，在电镜下亦证实有 RV 颗粒的存在；曾报道了 1 例 RV 感染患儿的脑脊液、外周血单核细胞、大便中同时检测到 RV VP7（7 号结构蛋白）亚型 G1 特异性基因组 RNA。

更有说服力的是，有报道证实从 RV 脑炎患儿脑脊液、血清、粪便来源的 RV VP7 基因序列相同。RV 腹泻还常并发无热惊厥，有许多伴发出疹，除大便中 RV 阳性外，脑脊液、血生化无明显改变，细菌培养阴性，不易检出 RV。在 RV 排毒的儿童中约 2% 伴有中枢神经系统症状。

RV 引起的抽搐多表现为单一或复杂性抽搐，患者中差异较大。最近用动态视频脑电图观察 3 例抽搐患儿，抽搐呈复杂部分性发作，3 例放电均开始于右枕部，抽搐时间较短。多数不需特殊治疗，恢复时间从几天至 1 个月不等，一般预后较好，无明显后遗症，但也有少数发生后遗症和死亡的病例报道。

惊厥原因目前仍不明确，人们认为，引起此种惊厥的病因可能是 RV 病毒血症，也可能与病毒在脑神经细胞内的复制有关。另外有报道证实，类脊髓灰质炎综合征、瑞氏综合征与 RV 感染有关。也有 RV 胃肠炎后出现格林—巴利综合征、失语、偏瘫、一过性血小板减少、中心性脑桥延髓破坏的报道。

（四）RV 感染对呼吸系统损害的机制

临床和流行病学特征均表明，RV 感染可累及呼吸道。有人报道 RV 感染有 40% 伴有呼吸道症状，且有 22% 只有上呼吸道感染症状而无腹泻。在 RV 感染期间，鼻炎、咽炎、扁桃体炎、急性喉炎及下呼吸道炎症均有发生。

在 RV 腹泻及无腹泻患儿咽部的立方上皮、杯状细胞以及呼吸道移行上皮，采用直接免疫荧光实验可见胞质内有免疫荧光及明显的核阴影，且可在鳞状上皮细胞质内查到 RV 抗原。

RV 可诱发致死性肺炎，其致死机制可能与 RV 感染导致的肺间隔弥散性血管内皮细胞炎及受累组织的严重病变有关。

在 RV 胃肠炎死亡小儿的终末支气管和肺泡上皮细胞中原位杂交和反转录 PCR 的方法证实了 RV 的存在，而且证实除肠道细胞外，该处组织的 RV 含量最高，组织结构也有相应的病理变化，提示 RV 在下呼吸道不仅具有吸附、穿入该组织的能力，可能还具有一定的复制能力。

RV 胃肠炎合并 RV 支气管肺炎的存在，对 RV 腹泻合并脱水的补液治疗中如何适当限制输液总量与输液速度、防止出现肺水肿与心力衰竭加重心肺负担又提出了更高的要求。

在不伴 RV 腹泻或在 RV 腹泻之前，首先出现呼吸道症状，并在该系统直接检测到 RV，以及在仅空气相通的病房或环境中 RV 可快速传播等特点，均支持 RV 可能经呼吸道传播的推测。该传播途径在 RV 感染中的地位以及与消化系统感染之间的关系，尚有待进一步研究。

（五）RV 感染对血液、循环系统损害的机制

20 世纪 80 年代初，人们就发现 RV 感染可引发猝死。最近，国外对 13 个猝死患者心肌组织，采用组织原位 PCR 方法检测 12 种常见的病毒，结果检出柯萨基病毒 B 5 例，RV 4 例，HIV－2 病毒 2 例，流感 A 病毒 1 例，流感 B 病毒 1 例。

近来，有人报道了儿童 RV 感染致死的病例，均迅速发生了心脏和中枢神经损伤。原位 PCR 在小肠、大肠黏膜、心、中枢神经这些部位微血管内皮细胞中检测到 RV RNA，免疫组化显示病毒在小肠上皮细胞和心、中枢神经系统微血管组织分布完全相同，提示 RV 扩散性血管内皮炎和相关组织损伤是致死的原因。

在成人 RV 感染患者中，半数为老年人，其中死亡病例中，其疾病过程均为 RV 肠道感染后引起腹膜炎，尸解证实发生了浆液性腹膜炎，以及心、肺、肝、胆、肾等器官全身扩散。

在我国已有许多报道提及 RV 胃肠炎患儿可出现心肌酶谱升高，将肌酸激酶同工酶的变化与相关临床表现等进行多因素分析，结果腹泻、脱水与酶学增高无显著相关，而发热程度与之密切相关。

心肌损害的原因可能是 RV 通过病毒血症对心肌和（或）对心肌血管的间接影响，也可能是 RV 直接侵犯心肌所致。

除心脏外，RV 胃肠炎引起弥散性血管内凝血（DIC）、血小板减少性紫癜、成人的血栓性微血管病、急性溶血也有个案报道。

（六）其他

肾细胞一直是 RV 体外培养最常用的细胞株之一。在严重免疫缺陷合并 RV 感染的患儿以及国内 RV 胃肠炎死亡小儿的肾集合管和近曲小管的胞质内及核周均发现病毒结构抗原。虽然临床上未发现明显肾脏改变，但无论从 RV 死亡病例，还是动物模型都证实肾脏是最易受累的器官之一。

另外，RV 感染引起新生儿呼吸暂停—心动过缓发作（BAE）、新生儿低钙血症、出血性坏死性肠炎、急性小肠梗阻、中耳炎、颈淋巴结炎、急性一过性良性肌炎的情况也有个案报道。

国内初步调查显示合并 RV 血症患儿，多数存在免疫、营养方面的异常。

国内采用动物实验探讨 RV 肠道外感染的诱因，结果提示免疫低下、肠道混合感染可能是诱发和（或）加重 RV 肠道外扩散和感染的重要原因之一，如果二者共存，其发生率和严重程度可能将进一步提高。由此提示，免疫力低下、肠道混合感染的患儿很可能是发生 RV 肠道外感染的高危人群。加强对该人群的保护，积极干预与治疗，在诊治中提高对该人群发生 RV 肠道外感染的警惕性，对提高 RV 肠道外感染的防治水平将具有不可低估的作用。

第四节　临床表现及诊断

一、临床表现

轮状病毒主要通过消化道传播，最常感染儿童，但也会感染成人，免疫功能低下的宿主更容易出现重度和迁延不愈的感染。

儿童

由 A 组轮状病毒引起的肠炎主要发生在婴幼儿，发病高峰在秋季，故名婴儿秋季腹泻，儿童轮状病毒感染的典型症状和体征包括呕吐、非血性水样泻和发热。严重病例可发生脱水、惊厥甚至死亡。

30% ~50% 的轮状病毒感染患儿可出现呼吸系统症状和体征，但尚不明确是否由轮状病毒引发；若出现此类表现，则可能反映患儿有潜在酸中毒，也可能发生呼吸道病毒和胃肠道病毒同时感染。

2% ~3% 的轮状病毒性胃肠炎患儿可出现神经系统并发症。惊厥是最常见的表现，少数情况下，轮状病毒可能引发急性脑病或明确的脑炎。

成人

成人感染轮状病毒通常症状较轻，且主要发生在感染患儿的家庭成员中。轮状病毒感染也是旅行者腹泻及大学和疗养院暴发胃肠炎的原因之一。成人患者的临床表现和儿童相似，但通常较轻，重者可出现严重腹泻伴低血容量。

免疫抑制患者

癌症患儿的轮状病毒感染所致腹泻可持续 1 周，并伴有高热、脱水和酸中毒。有报道显示，免疫功能低下的患儿，尤其是有 T 细胞免疫缺陷或严重联合免疫缺陷病的患儿以及骨髓移植后，可发生轮状病毒所致的重度长期胃肠炎。这种情况下，轮状病毒感染可能引发严重病情和长期腹泻，有时可导致死亡。实体器官移植后患儿的轮状病毒感染通常比正常儿童严重，但通常呈自限性。

本病的症状以腹泻、腹痛、恶心、呕吐等消化道症状为主。

（一）胃肠道症状

1. 腹泻

临床主要表现为排便次数的增多（一般 5 ~ 10 次/天，重者超过 20 次/天），排稀水样便或蛋花样便，无黏液及脓血，粪便常常伴有明显的酸臭味，肛门红肿灼热等。轮状病毒感染引起的腹泻病程较短，一般 3 ~ 5 d，多数具有自限性。免疫缺陷患者可发生慢性症状性腹泻。

2. 其他伴发症状

腹胀、肠鸣、腹痛、恶心、呕吐等，呕吐有轻有重，重者频繁呕吐，轻者呕吐 1 ~ 3次/日。

（二）胃肠外其他症状

黄疸、乏力、面色不佳、皮肤瘙痒、腹痛等。

1. 肝胆源性

RV 具有嗜肝组织的特性，可在人类的肝细胞内复制进而破坏肝脏的生理功能，这一方面在免疫缺陷患者中尤为突出。RV 感染可导致肝炎、肝脂肪变、胆汁淤积、胆道闭锁。目前认为，围生期感染的 RV 可导致胆道闭锁。肝外胆管闭锁或缺失是小婴儿导致肝硬化和肝衰竭的原因之一，也占肝移植患者的一半以上。

2. 胰源性

最近国外研究证明，RV 可以在胰腺细胞内生长，RV 感染人类胰腺可能性是存在的，RV 的肽链序列与胰岛自身抗原谷氨酸脱羧酶（GAD）及酪氨酸磷酸酯酶 IA－2 的 T 细胞抗原决定簇高度相似。因此，RV 感染可以触发或加重遗传易感儿胰岛的自身免疫，使 RV 感染儿童有发生 1 型糖尿病的可能。在急性小肠炎期间 RV 引起急性胰腺炎、胰高血糖素升高、暂时性外分泌胰腺功能不全也有报道。国内初步调查显示，在急性小肠炎期间，约 1.6% 患儿可出现胰淀粉酶明显升高且伴有腹痛。

3. 发热

主要表现为不同程度的体温升高，体温在37.9～39.5 ℃。

RV感染可累及呼吸道，出现感冒症状而发热，同时其引起的感染导致发热也是一个重要原因。

4. 呼吸系统症状

鼻塞、流鼻涕、咳嗽、咽痛等感冒症状。

临床和流行病学特征均表明，RV感染可累及呼吸道。有人报道RV感染有40%伴有呼吸道症状，且有22%只有上呼吸道感染而无腹泻。在RV感染期间，鼻炎、咽炎、扁桃体炎、急性喉炎及下呼吸道炎症均有发生。其致死机制可能与RV感染导致的肺间隔弥散性血管内皮细胞炎及受累组织的严重病变有关。在不伴RV腹泻或在RV腹泻之前，首先出现呼吸道症状，并在该系统直接检测到RV，以及在仅空气相通的病房或环境中RV可快速传播等特点，均支持RV可能经呼吸道传播的推测。该传播途径在RV感染中的地位以及与消化系统感染之间的关系，尚有待进一步研究。

二、并发症

（一）消化系统

消化系统并发症有肠套叠、坏死性小肠结肠炎、胆道闭锁、腹泻或胃轻瘫等迁延性胃肠道症状。

1. 肠套叠

轮状病毒感染和肠套叠的关系尚不清楚。已有研究发现小肠套叠所致胃肠道梗阻与轮状病毒性胃肠炎的相关性，其发生机制可能是病毒感染时小肠发生局部水肿。

2. 坏死性小肠结肠炎

新生儿医院感染轮状病毒可引发坏死性小肠结肠炎。

3. 胆道闭锁

有研究发现胆道闭锁与轮状病毒感染有关，一些胆道闭锁患儿的胆道组织中检出了轮状病毒抗原。胆道闭锁最常见的原因包括：病毒可能参与了免疫介导的对胆管树的损伤，新生儿免疫系统对病毒易感性也许是主要原因。胆道闭锁除与病毒数量有关外，RV引起先天性胆道闭锁，一般发生在新生儿出生后12 h内，此后新生儿不易发生。

4. 迁延性胃肠道症状

大多数轮状病毒性胃肠炎患者可完全康复。一些病例可见持续症状，如迁延性腹泻或胃轻瘫。此外，碳水化合物或乳糖不耐受也可能在腹泻缓解后持续存在。

（二）中枢神经系统

中枢神经系统并发症有抽搐、惊厥、出疹、失语、偏瘫等。RV 腹泻引起脑炎、脑膜炎、良性惊厥及其他中枢神经系统损伤早有报道，且证实从 RV 脑炎患儿脑脊液、血清、粪便来源的 RV VP7 基因序列相同。RV 腹泻还常并发无热惊厥，有许多伴发出疹，除大便中 RV 阳性外，脑脊液、血生化无明显改变，细菌培养阴性，不易检出 RV。

RV 引起的抽搐多表现为单一或复杂性抽搐，患者中差异较大。多数不需特殊治疗，恢复时间从几天至 1 个月不等，一般预后较好，无明显后遗症，但也有少数发生后遗症和死亡的病例报道。

惊厥原因目前仍不明确，引起此种惊厥的病因可能是 RV 病毒血症，也可能与病毒在脑神经细胞内的复制有关。也有 RV 胃肠炎后出现格林—巴利综合征、失语、偏瘫、中心性脑桥延髓破坏、瘫痪、一过性血小板减少的报道。

（三）血液、循环系统体征

血液、循环系统体征有：心音低钝、心动过缓或心动过速、心律不齐、心肌酶谱异常。

在我国已有许多报道提及 RV 胃肠炎患儿可出现心肌酶谱升高，将肌酸激酶同工酶的变化与相关临床表现等进行多因素分析，心肌损害的原因可能是 RV 通过病毒血症对心肌和（或）对心肌血管的间接影响，也可能是 RV 直接侵犯心肌所致。

研究发现，年龄越小的轮状病毒患儿发生心肌损害的概率越大。RV 感染引起新生儿呼吸暂停—心动过缓发作（BAE），除心脏外，RV 胃肠炎引起弥散性血管内凝血（DIC）、血小板减少性紫癜、成人的血栓性微血管病、急性溶血也有个案报道。

（四）脱水、电解质紊乱、代谢性酸中毒

大量腹泻可导致机体脱水和电解质紊乱，根据脱水严重程度，可分为轻度脱水、中度脱水、重度脱水；电解质紊乱又可分为低钾血症、低钠血症、低钙血症、代谢性酸中毒等。

（五）肾损伤

肾细胞一直是 RV 体外培养最常用的细胞株之一，无论从 RV 死亡病例，还是动物模型都证实肾脏是易受累的器官之一。临床证实部分患者会出现少尿等肾功能损伤情况，甚至出现溶血性尿毒症综合征。

（六）感染

国内采用动物实验探讨 RV 肠道外感染的诱因，结果提示免疫低下、肠道混合感染可能是诱发和（或）加重 RV 肠道外扩散和感染的重要原因之一，如果二者共存，其发生率和严重程度可能将进一步提高。由此提示，免疫力低下、肠道混合感染的患儿很可能是发生 RV 肠道外感染的高危人群。RV 肠道外多器官的感染已成为导致死亡的重要原因之一。

（七）糖尿病

目前尚不清楚轮状病毒是否会导致人类糖尿病。有糖尿病风险的儿童感染轮状病毒之后，胰岛自身抗体增多，小鼠模型显示，轮状病毒感染激活了胰岛自身反应性 T 细胞。

三、临床诊断

轮状病毒感染的诊断都是在肠胃炎且伴有严重腹泻的情况之后，根据病原学结果确诊的。大部分因为肠胃炎进入医院的儿童患者都可能被检测出轮状病毒 A 种，诊断主要从病史、症状、体征、实验室检查四个方面进行。

（一）病史

具有流行病学资料，包括发病季节、诱因、患者年龄等，如秋冬季节多发，通过粪口途径及呼吸道传播，6～24 月龄的婴幼儿为高发人群。

（二）症状

本病潜伏期较短，起病较急，临床主要表现为排便次数的增多，一般 5～10 次/天，重者超过 20 次/天，稀水样便或蛋花样便，无黏液及脓血，粪便时有明显的酸臭味，肛门红肿灼热等，此外常伴有腹胀、肠鸣、腹痛、恶心、呕吐等消化道症状及发热、鼻塞、流鼻涕，咳嗽、咽痛等感冒症状。

（三）体征

病情较重者可有脱水征，表现为皮肤弹性下降、眼窝凹陷、婴儿囟门凹陷等明显的脱水外貌，病情轻者可无，此外还可闻及肠鸣音活跃。

（四）辅助检查

1. 生化学检查

1）血常规：无并发症的患者其外周血白细胞计数通常正常，这一点有助于将轮状病毒感染与胃肠炎的某些细菌性病因相区分，后者可能见中性粒细胞增多伴不成熟形态。

2）轮状病毒的血清抗体检测：采用免疫学方法检测患者血清中的特异性抗体。如发病急性期与恢复期双份血清的抗体效价呈4倍增高，则具有诊断意义。

2. 病原学检查

1）粪便中病毒、病毒抗原检测：从粪便中检测轮状病毒的技术包括免疫检测法，如酶联免疫吸附试验（ELISA）和乳胶颗粒凝集试验，以及PCR等核酸检测。

ELISA和乳胶颗粒凝集试验最常用。用ELISA法检测病毒排出与疾病发展的时间进程同步，包括双抗体夹心法和双位点一步法，具有快捷、灵敏、高特异性、简便等优点，适合临床快速诊断的需求，故临床常用。

2）病毒核酸的检测：可应用聚丙烯酰胺凝胶电泳法、核酸杂交法及聚合酶链反应（PCR）方法，而PCR法敏感性较高，多用于分子流行病学的研究。通过PCR检测的病毒排出时间比ELISA检测的长，但这种病毒排出的临床意义目前未知。无症状的轮状病毒粪便排泄较常见，这最有可能与病毒传播相关。

3）电子显微镜检测：电子显微镜通过检测粪便中的病毒典型形态观察作出特异性诊断，其阳性率可达90%，同凝胶电泳法均使用在实验室研究之中。

4）轮状病毒可通过细胞培养从粪便样本中直接分离出来，但该方法通常耗时耗力，因此并不常规用于临床诊断。

（五）鉴别诊断

需与诺氏克病毒、肠腺病毒、嵌杯状病毒、星状病毒引起的急性肠炎相鉴别。

第五节　常用治疗方法

随着现代医疗技术的不断发展，在世界卫生组织（WTO）大力的倡导下，各国对轮状病毒性肠炎的研究均在不断开展并层层深入。我国也在不断修订关于小儿腹泻病的优化诊疗方案。最新方案中详细分析并明确指出，本病当在积极预防并纠正水、电解质、酸碱失衡的基础上，鼓励继续母乳喂养或进食，临床合理用药。但由于目前还没有针对RV的特效药物，临床上西医多采用对症治疗。

一、液体疗法

（一）概述

水在新生儿和婴儿体内约占77%，由于腹泻时体内大量丢失水分和Na^+，细胞外液严重减少而出现脱水。液体疗法是通过补充（或限制）某些液体来纠正人体水、电解质和酸碱平衡紊乱的治疗方法，是儿科护理的重要环节，其目的是纠正水、电解质和酸碱平衡紊乱，以恢复机体的正常生理功能。在治疗小儿常见病、多发病、急危重症中应用广泛，是儿科临床常用的治疗方法。护理人员了解各种液体的配比（特别是临床应用广泛的混合液的配制）和用途有助于液体疗法的实施，认真观察补液前后病情变化并做好细心护理可提高液体疗法成功率。

（二）常用液体的种类、成分及配制

1. 非电解质溶液

常用的有5%葡萄糖溶液和10%葡萄糖溶液，主要供给水分和供应部分热量。5%葡萄糖液为等渗溶液，10%葡萄糖液为高渗溶液，但输入体内后不久葡萄糖被氧化成二氧化碳和水，同时供给能量，或转变成糖原储存于肝内，不能起到维持血浆渗透压作用，故视为无张力溶液。

2. 电解质溶液

种类较多，主要用于补充损失的液体、电解质和纠正酸、碱失衡。

1）生理盐水（0.9%氯化钠溶液）和林格液：均为等张液，在生理盐水中含钠和氯量各为154 mmol/L，与血浆离子渗透压近似（142 mmol/L），为等渗液。但氯比血浆浓度（103 mmol/L）高1/3，不含HCO_3^-。输入过多可致高氯性及稀释性酸中毒，尤其在严重脱水、酸中毒或肾功能不佳时。故临床常以2份生理盐水和1份1.4%碳酸氢钠混合，使其钠与氯之比为3:2，与血浆中钠氯之比相近。林格液除氯化钠外尚含与血浆含量相等的K^+和Ca^{2+}，其作用与特点与生理盐水基本相同，但大量输注不会发生稀释性低血钾和低血钙。

2）高渗氯化钠溶液：常用的有3%氯化钠溶液和10%氯化钠溶液，均为高浓度电解质溶液，3%氯化钠溶液用以纠正低钠血症，10%氯化钠溶液用以配制各种混合液。

3）碳酸氢钠溶液：可直接增加缓冲碱，纠正酸中毒作用迅速，是治疗代谢性酸中毒的首选药物，1.4%溶液为等渗液，5%为高渗液。在紧急抢救酸中毒时，亦可不稀释而静脉推注。但多次使用后可使细胞外液渗透压增高。

4）氯化钾溶液：常用的有10%氯化钾和15%氯化钾溶液两种。均不能直接应用，须稀释成0.2%～0.3%溶液静脉点滴，含钾溶液不可静脉推注，注入速度过快可发生心肌抑制而死亡。

3. 混合溶液

为适应临床不同情况的需要，将几种溶液按一定比例配成不同的混合液，以互补其不足，常用混合液的组成及配制，如表2－1。

表 2－1　几种常用混合液的简易配制

混合溶液	张力	加入溶液（ml）		
		5%或10%葡萄糖溶液	10%氯化钠溶液	5%碳酸氢钠（或11.2%乳酸钠）
2∶1 含钠液	1	加至500	30	47（30）
1∶1 含钠液	1/2	加至500	20	—
1∶2 含钠液	1/3	加至500	15	—
1∶4 含钠液	1/5	加至500	10	—
2∶3∶1 含钠液	1/2	加至500	15	24（15）
4∶3∶2 含钠液	2/3	加至500	20	33（20）

4. 口服补液盐

口服补液盐（ORS液），是世界卫生组织1971年推荐用于治疗急性腹泻合并脱水的一种溶液。它由氯化钠3.5 g，碳酸氢钠2.5 g，氯化钾1.5 g，葡萄糖20.0 g，加水至1 000 ml配制而成。目前已将各成分配制成混合药粉装入塑料袋内，服用时只要加水即可。此配方口味苦涩，容易变质。新配方用枸橼酸钠2.9 g代替碳酸氢钠。此口服液是2/3张溶液，总钾浓度为0.15%，适用于能口服且脱水不严重者。不同脱水程度患儿的临床表现见表2－2。

表 2－2　不同脱水程度患儿的临床表现

临床表现	精神状态	皮肤弹性	前囟、眼窝	尿量	眼泪	循环情况	体重下降	液体丢失
轻度脱水	无明显改变	稍差	轻凹	略减少	有	尚可	<5%	30～50 ml/kg
中度脱水	萎靡，烦躁	差	明显凹陷	明显减少	少	四肢发青	5%～10%	50～100 ml/kg
重度脱水	嗜睡或昏迷	极差、出现花纹	极度凹陷、不能闭目	少尿或无尿	无	休克	>10%	100～120 ml/kg

（三）液体疗法的实施

轻度脱水失水占体重的5%，24 h总入量应100～150 ml/kg；中度脱水失水占体重的5%～10%，24 h总入量应120～150 ml/kg。重度脱水失水占体重的10%以上，此时应快速静脉补液，24 h总入量不得少于200 ml/kg，并应积极纠正酸中毒及低钾、低钙血症；继发营养不良者，应给予脂溶及水溶性维生素、多种微量元素、叶酸等对症治疗。具体应用当根据患儿实际情况、临床补液及脱水纠正情况，酌情增减。制订液体疗法的原则应简单化、个体化和重视机体代偿能力。补充液体的方法包括口服补液和静脉补液两种。能够口服者应尽量口服。

补液方案应根据患儿疾病情况，从病史、临床表现及必要的实验室检查等进行综合分析，判断水和电解质紊乱的程度、性质，以确定补液量、组成、步骤和速度。第一天补液总量包括补充累积损失量、继续损失量及供给生理需要量三个方面。而且在静脉补液的实施过程中需做到三定（定量、定性、定速）、三先（先盐后糖、先浓后淡、先快后慢）及两补（见尿补钾、惊跳补钙）。

1. 累积损失量

累积损失量即发病后至补液时所损失的水和电解质总量。

1）定量：即补液量，根据脱水严重程度而定。原则上轻度脱水 30～50 ml/kg，中度脱水 50～100 ml/kg，重度脱水 100～150 ml/kg。实际应用时一般先按上述量的 2/3 量给予。

2）定性：即输液种类，根据脱水性质而定。低渗性脱水补充 2/3 张含钠液，等渗性脱水补充 1/2 张含钠液，高渗性脱水补充 1/3～1/5 张含钠液。若临床判断脱水性质有困难，可先按等渗性脱水处理。有条件者最好测血钠含量，以确定脱水性质。

3）定速：即补液速度，补液速度取决于脱水程度，原则上应先快后慢。对伴有明显周围循环障碍者开始应快速输入等渗含钠液（2∶1 液），按 20 ml/kg（总量不超过 300 ml）于 30 min 至 1 h 内静脉输入，其余累计损失量常在 8～12 h 完成，每小时 8～10 ml/kg，在循环改善出现排尿后及时补钾。

2. 继续损失量

继续损失量是指在液体疗法实施过程中，呕吐、腹泻、胃肠引流等的损失量，此部分应按实际损失量及性质予以补充。

1）补液量：腹泻患儿一般按每天 10～40 ml/kg 计算。

2）补液种类：一般用 1/3～1/2 张含钠液，同时应注意钾的补充。

3）补液速度：于补充累积损失量完成后的 12～16 h 均匀滴入，每小时约 5 ml/kg。

3. 生理需要量

生理需要量包括能量、液量和电解质三方面的需要量。

1）补液量：年龄越小，需水量相对越多，婴幼儿每天需水量为 60～80 ml/kg。

2）补液种类：钠、钾、氯各需 2～3 mmol/（kg・d）。一般用 1/4～1/5 张含钠液，尽量口服（1/5 张含钠液含 0.15% 氯化钾），于 24 h 内均匀滴入。

3）补液速度：同继续损失量。

实际补液中，要对上述三方面需要综合分析，混合使用。对腹泻等引起脱水第 1 天的补液量：一般轻度脱水 90 ~ 120 ml/kg；中度脱水 120 ~ 150 ml/kg；重度脱水 150 ~ 180 ml/kg。同时注意钾的补充，再根据治疗反应，随时进行适当调整。第 2 天及以后的补液需根据病情轻重估计情况来决定，一般只需补充继续损失量和生理需要量，继续补钾，供给热量。于 12 ~ 24 h 内均匀输入，能够口服者尽量口服。

（四）护理要点

1. 补液前的准备阶段

1）了解小儿病情：补液开始前应全面了解患儿的病史、病情、补液目的及其临床意义，应以高度责任心，迅速认真地做好补液的各项准备工作。

2）熟悉常用液体的种类、成分及配制方法：根据患儿脱水状况准备各种溶液、所需仪器和用物。

3）解释治疗目的：向家长及患儿解释治疗目的，以助配合，对家长应解释治疗的原因、液体疗法需要的时间及可能发生的情况，使其了解整个治疗过程，并指导家长参与治疗过程。对年长儿亦要做好鼓励与解释，以消除其恐惧心理，不合作患儿加以适当约束或给予镇静剂。

2. 补液阶段

1）注意观察生命体征：包括体温、脉搏、血压、呼吸、精神状况，并监测体重变化。若生命体征突然变化或异常生命体征仍持续，应及时记录并报告，以调整治疗方案。如出现烦躁不安、脉率增快、呼吸加快等，应警惕是否有输液量过多或者输液速度太快、发生心力衰竭和肺水肿等情况。

2）观察脱水情况：注意患儿的神志状态，有无口渴，皮肤、黏膜干燥程度，眼窝及前囟凹陷程度，尿量多少，呕吐及腹泻次数及量等，比较治疗前后的变化，判定脱水减轻或加重。

3）观察酸中毒表现：最重要的表现是呼吸改变，其次为口唇樱红和神经精神系统抑郁征象，如乏力、精神不振、呕吐、嗜睡。小婴儿有无精神萎靡。

4）观察低血钾表现：注意观察患儿有无神经、肌肉兴奋性降低，如腹胀、肠鸣音减弱、腱反射消失；有无心音低钝或心律不齐等。补充钾时应按照见尿补钾的原则；严格掌握补钾的浓度和速度；绝不可作静脉推入，以免发生高血钾。

5）观察低血钙表现：当酸中毒纠正后，由于血浆稀释、离子钙降低，可出现低钙惊厥。个别抽搐患儿用钙剂无效，应考虑到低镁血症的可能。补液中应注意碱性液体及钙剂勿漏出血管外，以免引起局部组织坏死。

3. 准确计算并记录液体出入量

24 h 液体入量包括口服液体和胃肠道外补液量。液体出量包括尿、大便和不显性失水。呼吸增快时，不显性失水增加 4～5 倍；体温每升高 1 ℃，不显性失水每小时增加 0.5 ml/kg；环境湿度大小可分别减少或增加不显性失水；体力活动增多时，不显性失水增加 30%。婴幼儿大小便不易收集，可用“秤尿布法”计算液体排出量。

二、抗病毒及免疫疗法

（一）利巴韦林（病毒唑）

利巴韦林是一种广谱抗病毒药。体外具有抑制呼吸道合胞病毒、流感病毒、甲肝病毒、腺病毒等多种病毒生长的作用，其机制不全清楚。本品并不改变病毒吸附、侵入和脱壳，也不诱导干扰素的产生。药物进入被病毒感染的细胞后迅速磷酸化，其产物作为病毒合成酶的竞争性抑制剂，抑制肌苷单磷酸脱氢酶、流感病毒 RNA 多聚酶和 mRNA 鸟苷转移酶，从而引起细胞内鸟苷三磷酸的减少，损害病毒 RNA 和蛋白合成，使病毒的复制与传播受抑。对呼吸道合胞病毒也可能具免疫作用及中和抗体作用。

毒理学：动物实验发现本品可诱发乳房、胰腺、垂体和肾上腺良性肿瘤，但对人体的致癌性并未肯定。

药代动力学：口服吸收迅速，生物利用度（F）约 45%，少量可经气溶吸入。口服后 1.5 h 血药浓度达峰值，血药峰浓度（C_{max}）1～2 mg/L。小儿每日以面罩吸药 2.5 h共 3 d，平均血药峰浓度为 0.2 mg/L；每日吸药 20 h 共 5 d，平均血药峰浓度为 1.7 mg/L，与血浆蛋白几乎不结合。

药物在呼吸道分泌物中的浓度大多高于血药浓度。药物能进入红细胞内，且蓄积量大。长期用药后脑脊液内药物浓度可达同时期血药浓度的 67%。本品可透过胎盘，也能进入乳汁。在肝内代谢。血药消除半衰期（$t_{1/2}b$）为 0.5～2 h。本品主要经肾排泄。72～80 h 尿排泄率为 30%～55%。72 h 粪便排泄率约 15%。药物在红细胞内可蓄积数周。

适应证：适用于呼吸道合胞病毒引起的病毒性肺炎与支气管炎、皮肤疱疹病毒感染。

用法用量：口服。①病毒性呼吸道感染：成人一次0.15 g，一日 3 次，疗程 7 d。②皮肤疱疹病毒感染：成人一次 0.3 g，一日 3 次，疗程 7 d。③小儿每日按体重 10 mg/kg，分 4 次服用，疗程 7 d。6 岁以下小儿口服剂量未定。

不良反应：常见的不良反应有贫血、乏力等，停药后即消失。较少见的不良反应有疲倦、头痛、失眠、食欲减退、恶心、呕吐、轻度腹泻、便秘等，并可致红细胞、白细胞及血红蛋白下降。

禁忌证：对本品过敏者、孕妇禁用。

注意事项：①有严重贫血、肝功能异常者慎用。②对诊断的干扰：口服本品后引起血胆红素增高者可高达25%。大剂量可引起血红蛋白含量下降。③尽早用药。呼吸道合胞病毒性肺炎病初3 d内给药一般有效。本品不宜用于未经实验室确诊为呼吸道合胞病毒感染的患者。④长期或大剂量服用对肝功能、血象有不良反应。

孕妇及哺乳期妇女用药：①本品有较强的致畸作用，家兔日剂量1 mg/kg即引起胚胎损害，故禁用于孕妇和有可能怀孕的妇女（本品在体内消除很慢，停药后4周尚不能完全自体内清除）。②少量药物由乳汁排泄，因此哺乳期妇女在用药期间需暂停哺乳，乳汁也应丢弃。由于哺乳期妇女呼吸道合胞病毒感染具自限性，故本品不用于此种病例。

老年患者用药：老年人不推荐应用。

药物相互作用：本品与齐多夫定同用时有拮抗作用，因本品可抑制齐多夫定转变成活性型的磷酸齐多夫定。

药物过量：大剂量应用可致心脏损害，对有呼吸道疾患者（慢性阻塞性肺病或哮喘者）可致呼吸困难、胸痛等。

由于利巴韦林可通过进入染毒细胞后迅速磷酸化，抑制肌苷单磷酸脱氢酶，干扰RV蛋白转录，损害其RNA合成的途径，起到抗病毒作用。婴幼儿使用特别要注意其存在加重消化系统原有症状及出现骨髓抑制等潜在危害。

（二）干扰素（IFN）

干扰素是通过基因工程技术生产的高科技、绿色抗病毒药。是一类蛋白多肽，具有多功能的细胞因子，具有广泛的抗病毒、抗肿瘤和免疫调节作用的可溶性糖蛋白。能诱导动物细胞产生多种广谱抗病毒蛋白。抑制病毒增殖，增强机体免疫应答。在抵抗病毒感染过程中起着重要作用。

分类：根据产生干扰素细胞种类不同分为Ⅰ型和Ⅱ型。Ⅰ型干扰素包括α、β、δ、τ、ω等亚型，最具有典型代表的是α亚型，具有强烈的抗病毒功能，因此又称抗病毒干扰素（IFN－α）。Ⅱ型干扰素目前只发现τ亚型，具有强烈的免疫调节功能，因此又称免疫干扰素（IFN－τ）。Ⅰ型和Ⅱ型均具有抗病毒、调节免疫、抗肿瘤的作用。抗病毒方面IFN－α作用大于IFN－τ，免疫调节方面IFN－τ作用大于IFN－α。根据药效长短可分为长效干扰素（一周只需注射一次）、普通干扰素（也叫短效干扰素，一周注射

3 次或隔日一次）。

1. 药理作用

1）抗病毒作用：其抗病毒活性不是杀灭而是抑制病毒，它一般为广谱病毒抑制剂，对 RNA 和 DNA 病毒都有抑制作用。当病毒感染的恢复期可见干扰素的存在，另一方面用外源性干扰素亦可缓解感染。

2）抑制细胞增殖干扰素抑制细胞分裂的活性有明显的选择性，对肿瘤细胞的活性比正常细胞大 500～1 000 倍。干扰素抗肿瘤效果可以是直接抑制肿瘤细胞增殖，或通过宿主机体的免疫防御机制限制肿瘤的生长。

3）诱导细胞凋亡：干扰素可以诱导肿瘤细胞凋亡，从而杀灭肿瘤细胞。

4）干扰素对体液免疫、细胞免疫均有免疫调节作用，对巨噬细胞及 NK 细胞也有一定的免疫增强作用。

5）干扰素对体液免疫、细胞免疫均有免疫调节作用，对巨噬细胞及 NK 细胞也有一定的免疫增强作用。

2. 常用制剂

1）自然干扰素：人体淋巴母细胞样多亚型天然干扰素（IFN－N1），葛兰素威康公司（英国）生产，商品名为惠福仁。

2）人体白细胞重组干扰素 IFNα－1b：世界上第一个采用中国人干扰素基因克隆和表达的 IFNα－1b 型干扰素，商品名为赛若金，深圳科兴生物制品有限公司生产，有 300 万 U/支和 500 万 U/支两种剂量，为粉剂。

IFNα－2a：罗氏公司（瑞士）生产的罗扰素，有 300 万 U/支和 450 万 U/支两种剂量，粉剂和水剂两种剂型；沈阳三生公司生产的因特芬，每支 300 万 U；辽宁卫星生物研究所生产的迪恩安，每支 300 万 U 和 500 万 U 两种剂型，均为粉剂，但备有专用溶解液。

IFNα－2b：先灵葆雅（美国）公司生产的干扰素 300 万 U/支和 500 万 U/支，均为粉剂；天津华立达公司生产的安福隆，300 万 U/支，粉剂；安徽安科公司生产的安达芬，100 万 U/支。300 万 U/支、500 万 U/支，粉剂。

3）复合干扰素：安进公司（美国）生产的复合干扰素 C－IFN，商品名为干复津。其为针对治疗目的而设计的一种非人体能自然产生的生物合成干扰素。干复津的特异活性被定位每毫克蛋白质功能单位，在体外已证实其活性至少比 α2a 或 α2b 干扰素高出 5 倍，干复津所用的单位微克是质量测量单位，而其他干扰素所用的国际单位是活性测量单位。干复津有 9 μg、15 μg 两种剂量的剂型。其 9 μg 的疗效与 300 万 U 的 IFN－α2b相似。

3. 不良反应

干扰素虽然对治疗乙肝有着非常显著的作用，但是同时也带来了一些副作用，干扰素的不良反应主要有以下几点：

1）发热：治疗第一针常出现高热现象，以后逐渐减轻或消失。

2）感冒样综合征：多在注射后 2 ~4 h 出现。有发热、寒战、乏力、肝区痛、背痛和消化系统症状，如恶心、食欲不振、腹泻及呕吐。治疗 2 次后逐渐减轻。对感冒样综合征可于注射后 2 h，给乙酰氨基酚（扑热息痛）等解热镇痛剂，对症处理即可，不必停药；或将注射时间安排在晚上。

3）骨髓抑制：出现白细胞及血小板减少，一般停药后可自行恢复。治疗过程中白细胞及血小板持续下降，要严密观察血象变化。当白细胞计数 $<3.0\times10^9/L$ 或中性粒细胞计数 $<1.5\times10^9/L$，或血小板计数 $<40\times10^9/L$ 时，需停药，并严密观察，对症治疗，注意出血倾向。血象恢复后可重新恢复治疗，但需密切观察。

4）神经系统症状：如失眠、焦虑、抑郁、兴奋、易怒、精神病。出现抑郁及精神病症状应停药。

5）干扰素少见的副反应有：如癫痫、肾病综合征、间质性肺炎和心律失常等。出现这些疾病和症状时，应停药观察。

6）诱发自身免疫性疾病：如甲状腺炎、血小板减少性紫癜、溶血性贫血、风湿性关节炎、荨麻疹、红斑狼疮样综合征、血管炎综合征和 1 型糖尿病等，停药可减轻。

7）引发冠心病：加重心肌缺血或诱发心绞痛。

8）脱发：发生率也很高，在长期用药超过 3 个月时，几乎 80% 以上的患者有不同程度的脱发。

4. 缺点

1）干扰素必须在病毒感染的早期，即体内病毒尚未扩散或引起严重病变之前临床使用才能发挥其效果。

2）如果机体组织的损伤严重，已处于败血症或毒血症阶段，此时使用干扰素，为时已晚，起不到决定性作用。因此，也正是有一部分人认为干扰素在实际应用中效果不明显的原因所在。

5. 用量用法

皮注或肌注：注入后 6 ~8 h 血浆水平达高峰。还可通过静脉内、肌肉内、皮下组织、膀胱内、病变内或腹膜内给药。一般用药剂量根据剂型和给药途径。

（三）双嘧达莫（潘生丁）

适应证：用于血栓栓塞性疾病及缺血性心脏病。

用法用量：口服。一次 25 ~ 50 mg（1 ~ 2 片），一日 3 次，饭前服，或遵医嘱。

不良反应：治疗剂量时不良反应轻而短暂，长期服用最初的副作用多消失。常见的不良反应有头晕、头痛、呕吐、腹泻、脸红、皮疹和瘙痒，罕见心绞痛和肝功能不全。不良反应持续或不能耐受者少见，停药后可消除。上市后的经验报告中，罕见不良反应有喉头水肿、疲劳、不适、肌痛、关节炎、恶心、消化不良、感觉异常、肝炎、秃头、胆石症、心悸和心动过速。

禁忌证：过敏患者禁用。

注意事项：本品与抗凝剂、抗血小板聚集剂及溶栓剂合用时应注意出血倾向。

特殊人群用药儿童注意事项：12 岁以下儿童用药的安全性和效果未确定。老人、妊娠与哺乳期注意事项尚不明确。

药物相互作用：与阿司匹林有协同作用。与阿司匹林合用时，剂量减至一日 100 ~ 200 mg。本品与双香豆素抗凝药同用时出血并不增多或增剧。

药理作用：具有抗血栓形成作用。双嘧达莫抑制血小板聚集，高浓度（50 μg/ml）可抑制血小板释放。作用机制可能为：

1）抑制血小板、上皮细胞和红细胞摄取腺苷，治疗浓度（0.5 ~ 1.9 μg/dl）时该抑制作用成剂量依赖性。局部腺苷浓度增高，作用于血小板的 A_2受体，刺激腺苷酸环化酶，使血小板内环磷酸腺苷（cAMP）增多。通过这一途径，血小板活化因子（PAF）、胶原和二磷酸腺苷（ADP）等刺激引起的血小板聚集受到抑制。

2）抑制各种组织中的磷酸二酯酶（PDE）：治疗浓度抑制环磷酸鸟苷磷酸二酯酶（cGMP - PDE），对 cAMP - PDE 的抑制作用弱，因而强化内皮舒张因子（EDRF）引起的 cGMP 浓度增高。

3）抑制血栓烷素 A_2（TXA_2）形成，TXA_2是血小板活性的强力激动剂。

4）增强内源性 PGI_2的作用。双嘧达莫对血管有扩张作用。

双嘧达莫除作为非硝酸酯类冠状动脉扩张剂，除具有扩冠、促进形成侧支循环、抗凝的作用外，可以通过使二氧嘧啶核腺苷和脱氧胞嘧啶核苷等不能进入细胞内，抑制病毒 RNA 的合成、诱生干扰素的活性、增强体液免疫应答等途径起到抗病毒作用。国内外研究证实口服双嘧达莫的患者血中干扰素水平明显增高，双嘧达莫可通过多种机制发挥抗病毒效应。此外，双嘧达莫还能使肠道活动减慢，并减少其分泌物，加速肠道对水和电解质的吸收，促进肠道恢复正常功能；可增加局部血液量及供氧量，使肠道抗病毒能力增加，从而促进肠黏膜的修复。并且双嘧达莫剂量在 3 ~ 5 mg/（kg · d）范围内对宿主 RNA 合成无明显影响。

（四）免疫球蛋白

免疫球蛋白（Ig）指具有抗体（AB）活性或化学结构，与抗体分子相似的球蛋白。免疫球蛋白是由两条相同的轻链和两条相同的重链通过链间二硫键连接而成的四肽链结构。免疫球蛋白分为五类，即免疫球蛋白 G（IgG）、免疫球蛋白A（IgA）、免疫球蛋白 M（IgM）、免疫球蛋白 D（IgD）和免疫球蛋白 E（IgE），多数为丙种球蛋白。由高等动物免疫系统淋巴细胞产生的蛋白质，经抗原的诱导可以转化为抗体。

免疫系统由免疫组织、器官、免疫细胞及免疫活性分子等组成。免疫球蛋白是免疫活性分子中的一类，而免疫活性分子包括免疫细胞膜分子，如抗原识别受体、分化抗原、主要组织相容性分子以及一些其他受体分子等；也包括由免疫细胞和非免疫细胞合成和分泌的分子，如免疫球蛋白分子、补体分子以及细胞因子等。免疫球蛋白是化学结构上的概念。所有抗体的化学基础都是免疫球蛋白，但免疫球蛋白并不都具有抗体活性。

1. IgG

IgG 由浆细胞合成，是唯一能通过胎盘的抗体，婴儿出生后 3 个月开始合成。IgG 在正常人血清中含量最多，占血清 Ig 总量的 3/4，是体液中最重要的抗病原微生物的抗体（再次免疫应答抗体），也是自身免疫病时自身抗体的主要类别。

2. IgA

IgA 主要分布于各种黏膜表面和唾液、初乳、泪液、汗液、鼻腔分泌液、支气管中分泌液及消化道分泌液中，参与机体的黏膜局部抗感染免疫反应。IgA 不能通过胎盘屏障，初生婴儿只能从母乳中获得 IgA，出生后 4 ~6 个月开始自身合成，1 岁后合成水平可达成人的 25%，8 岁达成人水平。

IgA 有血清型与分泌型两种，分别存在于血清中和初乳、胃肠液等分泌液中。其中分泌型 IgA 是机体重要的黏膜局部抗体。

研究发现，口服免疫球蛋白能促进机体自身 SIgA 生成，有益于肠道内 RV 的清除，从而快速缓解 RVE 临床症状，缩短病程。近年来，大量研究证实，来源于初乳中的 RV 抗体，或来源于抗 RV 鸡蛋中的 IgA，均有治疗 RVE 的作用，且临床疗效显著。但由于提取技术复杂，操作花费高昂，且是否存在潜在的不良反应尚未明确，故未能获得广泛应用。

3. IgM

IgM 分子量最大，又称巨球蛋白，主要分布于血液中，占血清 Ig 总量的 1/10。IgM 是个体发育中最早合成的抗体。机体遭受感染后，IgM 型抗体最早产生（初次免疫应答反应的抗体）。因此，IgM 的出现与近期感染有关，新生儿脐带血中 IgM 含量增高时，提示胎儿有宫内感染。IgM 是高效能的抗微生物抗体，主要功能是凝集病原体和激活补体经典途径。

血清 IgA、IgG、IgM 降低有先天性和获得性两类。先天性低免疫球蛋白血症主要见于体液免疫缺损和联合免疫缺陷病。一种情况是免疫球蛋白全缺，如先天性性联丙种球蛋白缺乏血症；另一种情况是三种中缺一或两种。最多见的是缺乏 IgA 患者易患呼吸道反复感染，缺乏 IgG 易患化脓性感染，缺乏 IgM 易患革兰染色阴性细菌引起的败血症。

血清 IgA、IgG、IgM 增高常见于各种慢性细菌感染，如慢性骨髓炎、慢性肺脓肿、感染性心内膜炎时 IgA、IgG、IgM 均可增高。在多种自身免疫病、肝脏疾病（慢性活动性肝炎、原发性胆汁性肝硬化、隐匿性肝硬化）、淋巴瘤等患者可有一种或三种 Ig 升高。结缔组织病尤其在活动期常有 IgG 升高。80% 活动性 SLE 以 IgA、IgG 升高较多见。类风湿性关节炎以 IgM 升高为主。IgA 肾病、过敏性紫癜肾炎 IgA 常升高。

4. IgE

IgE 正常人血清中含量很低，且个体差异较大，仅占血清总免疫球蛋白的 0.002%，IgE 主要由呼吸道、消化道黏膜固有层中的浆细胞合成，故血清 IgE 浓度并不能完全反映体内 IgE 水平。IgE 对肥大细胞及嗜碱性粒细胞具有高度亲和性，可与细胞表面的高亲和性受体结合，当过敏原再次进机体时，与致敏的肥大细胞、嗜碱性粒细胞上的 IgE 结合，引发细胞脱颗粒，释放生物活性物质，导致发生 Ⅰ 型变态反应（过敏性鼻炎、外源性哮喘、花粉症、变应性皮炎、慢性荨麻疹等）。IgE 升高还可见于寄生虫感染以及 IgE 型多发性骨髓瘤以及 AIDS 非霍奇金淋巴瘤、高 IgE 综合征患者。特异性 IgE 升高表明个体对该特异性 IgE 针对的变应原过敏。

5. IgD

IgD 仅占血清总 Ig 的 1%，易被酶解，IgD 分子结构类似于 IgG，但不能通过胎盘，也不能激活补体。循环中 IgD 无抗感染作用，功能尚不清楚，但可能与防止免疫耐受及某些超敏反应有关。IgD 增高见于 IgD 型多发性骨髓瘤。流行性出血热、过敏性哮喘、特应性皮炎患者可见 IgD 升高。怀孕末期、吸烟者中 IgD 也可出现生理性升高。

三、微生态制剂

微生态制剂是指利用动物体内正常微生物成员或促进物质经特殊加工工艺支撑的活菌制剂。微生态制剂以其独特的作用机制和无毒副作用、无残留及无抗药性等优点越来越受到世人的关注。由于微生态制剂的特点是效果好、成本低且不污染环境，得到众多学者的关注。

（一）定义

微生态制剂是指利用动物体内正常微生物成员或促进物质经特殊加工工艺制成的活菌制剂。较早被称作益生素和促生素，国内亦称为微生态制剂。在美国被命名为DFMs（直接饲用微生物）。欧盟委员会将其命名为微生物制剂。根据《动物微生态学》（何明清，1998）理论，机体通过补充外源有益菌群，使消化道内有益菌群迅速生长繁殖，并建立种群优势。微生物制剂的抗病促生长机制尚处于假说阶段，即菌体自身的蛋白质、维生素及代谢产生的多种抑菌物质和酶类共同实现其促生长作用。

（二）分类

1. 按成分分

按成分分为益生菌、益生元和合生元3大类。

1）益生菌：是有利于宿主肠道微生物平衡的活菌食品。

2）益生元：是能有选择性地刺激宿主动物消化道内有益菌的生长，从而对动物产生有利作用的食品或饲料中的不可消化成分，包括低聚糖、微藻（如螺旋藻和节旋藻）及天然植物（如中草药和野生植物）等。

3）合生元即为益生菌和益生元以一定比例结合的产物，可同时具有二者的共同作用。

2. 按菌种分

按菌种分为乳酸杆菌类、芽孢杆菌类、酵母菌类和复合菌剂等。乳酸杆菌类是动物肠道中的正常微生物。芽孢杆菌类在动物肠道中存在数量极少，目前应用的主要是蜡样芽孢杆菌、枯草芽孢杆菌、巨大芽孢杆菌和地衣芽孢杆菌等；酵母菌类在动物肠道内存在极少，目前常用制剂主要有啤酒酵母和假丝酵母菌等培养物；复合菌剂能适应多种条件和宿主。

（三）作用机制

1. 优势菌群学说

正常微生物群对整个肠道菌群起决定作用，使用微生物的目的在于恢复优势菌群，保持微生态平衡。加入乳酸菌类微生态制剂后，形成乳酸菌优势菌群，参与肠道正常菌生物屏障结构，通过生物夺氧及竞争性排斥抑制过路菌或侵染菌等病原微生物在胃肠道黏膜上皮的定植和生长，同时在肠道代谢过程中产生的挥发性脂肪酯（VFA）（乳酸、乙酸和丙酸等）使动物肠道pH值下降，抑制有害菌生长。

2. 生物夺氧学说

有益微生物可竞争性抑制病原体附集到胃肠道壁上，起屏蔽作用，阻止致病菌的定植与入侵，保护机体免受感染。

3. 生物屏障学说

微生态制剂可有效抑制病原体附集到胃肠道黏膜上，起到屏蔽作用，阻止致病菌的定植与入侵，以保护动物体不受感染。

4. 增强机体免疫力

微生态制剂中的有益菌可刺激动物免疫系统的及早建立，调动和提高动物机体的一般非特异免疫功能，因而提高了整体的抗病能力。试验证实，双歧杆菌细胞壁中的完整肽聚糖可使合成小鼠腹腔巨噬细胞 L－1 和 L－6 等细胞因子的 mRNA 表达增多，从而在调节机体免疫反应中起作用。芽孢杆菌能促进肠道相关淋巴组织处于高度反应的“准备状态”，同时加速幼畜免疫器官的发育，促进其尽早尽快成熟，T、B 淋巴细胞的数量增多，使动物的体液免疫和细胞免疫水平提高，从而增强机体的免疫力和抗病力。

5. 合成酶及营养物质

益生菌为机体提供所需的酶，并在动物体内产生各种消化酶，如芽孢杆菌有很强的蛋白酶、脂肪酶和淀粉酶活性。乳酸菌能合成多种维生素，并产生有机酸，加强肠蠕动，促进常量及微量元素（如钙、铁和锌）的吸收。某些酵母菌有富集微量元素的作用，使之由无机态形式变成动物易消化的有机态形式。

（四）常用微生态制剂

《2013 年欧洲益生菌治疗下消化道病症指南》指出：临床研究的证据显示，多种双歧杆菌、乳酸杆菌对 IBS 相关的症状及抗生素相关性腹泻有较好的疗效及安全性。有文献研究嗜酸性乳杆菌治疗可使儿童轮状病毒感染性腹泻迅速恢复。

当双歧杆菌、乳酸杆菌等生理性细菌（厌氧菌）数量减少，而肠球菌、葡萄球菌等需氧菌或兼性厌氧菌增加，肠道菌群稳定性下降，甚至紊乱。长期服用或可见恶心、头痛、头晕、心慌、便秘等不良反应。

活菌制剂可分两类，一类是使用需氧菌消耗肠道内氧，使之成为厌氧环境，促使厌氧菌生长恢复菌群的平衡，如整肠生、酪酸菌（米雅 BM）；另一类直接用厌氧菌，如培菲康、金双歧等。药物比较如表 2－3。

1. 整肠生

为地衣芽孢杆菌活菌制剂，进入肠道后主要以生物夺氧方式发挥作用，使肠道缺氧，对葡萄球菌、酵母样菌等致病菌有拮抗作用，而对双歧杆菌、乳酸杆菌、拟杆菌、消化链球菌有促进生长作用，从而可调整菌群失调，达到治疗目的；同时其生长代谢过程中能产生多种抗菌活性物质，杀灭致病菌。

用法用量：口服，成人一次2粒，儿童一次1粒；一日3次；首次加倍。对吞咽困难者，服用时可打开胶囊，将药粉加入少量温开水或奶液混合后服用。

2. 培菲康

直接补充人体正常生理细菌（三种厌氧菌），调整肠道菌群，抑制并清除肠道中致病菌，减少肠源性毒素的产生，促进机体对营养物的消化，合成机体所需的维生素。

用法用量：口服，一日2次，每次2～4粒，重症加倍，饭后半小时温开水服用。儿童用药酌减，婴幼儿服用时可将胶囊内药粉用温开水或温牛奶冲服。

3. 美常安

补充正常生理活菌，同时枯草杆菌属专性需氧菌具有生物夺氧能力，可抑制肠道内有害细菌过度繁殖，调整肠道菌群。

用法用量：12岁以上儿童及成人，口服，一次1～2粒，一日2～3次，或遵医嘱。

使用微生态制剂时应注意的几个问题：①不宜用热水送服活菌制剂，应用低于40 ℃的温开水送服。②对牛奶过敏者，应避免服含乳酸菌的微生态制剂。③不能与抗菌药物同时服用，但死菌制剂和酪酸菌均可与抗生素等联合应用。若病情需要必须合用时，一定要分开服用，大约要间隔2 h。④不宜与吸附剂如活性炭和收敛剂如鞣酸蛋白同时使用。⑤微生态制剂宜保存在阴凉干燥处，培菲康和金双歧等应在2～8 ℃的冷藏环境下保存。

表2－3　常用的微生态制剂

药物名称	商品名	含有的菌株	活菌/死菌	最小规格的含菌量
地衣芽孢杆菌	整肠生	地衣芽孢杆菌	活菌	2.5亿
酪酸菌	米雅BM	酪酸菌	活菌	1.0×10^{6} CFU
嗜酸乳杆菌	乐托尔	嗜酸乳杆菌	死菌	100亿
枯草杆菌	美常安	枯草杆菌、粪链球菌	活菌	5亿
双歧三联活菌	培菲康	双歧杆菌、乳酸杆菌、粪链球菌	活菌	1.0×10^{7} CFU
长双歧杆菌三联菌	金双歧	长双歧杆菌、保加利亚乳杆菌、嗜热链球菌活菌	活菌	前者 0.5×10^{7} CFU；后两种 0.5×10^{6} CFU

注：含菌量单位不一样。

有研究显示，双歧杆菌三联活菌联合山莨菪碱，与单纯综合治疗轮状病毒性肠炎对比，结果治疗组在临床总有效率、改善腹泻持续时间等方面，均明显优于对照组。应用双歧杆菌四联活菌片（双歧杆菌、嗜酸乳杆菌、粪肠球菌、蜡样芽孢杆菌）治疗轮状病毒性肠炎患儿，结果表明，在对照组采取补液、抗病毒等对症治疗基础上，观察组加用双歧杆菌四联活菌片。均治疗 3 d 后临床疗效评估，及血清 IL－6、TNF－α、IFN－γ 下降水平，观察组明显优于对照组。鼠李糖乳杆菌、嗜酸乳杆菌在感染轮状病毒前灌胃乳鼠，对空肠黏膜上皮细胞的保护作用，明显高于感染后。嗜酸乳杆菌对感染轮状病毒的乳鼠有免疫保护作用，其机制可能与抑制 ICAM－1，增强 IFN－γ 的表达有关。

四、肠黏膜保护剂

肠黏膜保护剂是通过保护肠道正常的吸收分泌功能，吸附病原体和毒素，增强肠黏膜屏障，从而起到对消化道的覆盖和保护作用。

蒙脱石散（思密达）

蒙脱石散是一种硅铝酸盐，具有层纹状结构（双四面体氧化硅、单八面体氧化铝），呈非均匀性电荷分布状态的肠黏膜保护剂的代表药物。该药为类白色粉末，具有香兰素的芳香味。

药理：其粉末粒度为1～3 μm，它不进入血液循环，不被胃肠道吸收，通过对消化道黏膜的覆盖，抑制各种消化道病毒、病菌及其产生的毒素，对消化道黏膜具有很强的覆盖能力，能维持6 h之久，并通过与黏液糖蛋白相互作用，提高黏膜屏障的防御功能。对病毒、细菌及内毒素固定后排出体外的方式，起到促进黏膜修复，发挥止泻作用。该药不影响 X 线检查，不改变大便颜色，不改变正常的肠蠕动。

适应证：成人及儿童急性腹泻、慢性腹泻。用于食管、胃、十二指肠疾病引起的相关疼痛症状的辅助治疗，但该药不作解痉剂使用。

用法与用量：将本品倒入 50 ml 温开水中，摇匀后服用。儿童：1 岁以下，每日 1 袋，分 3 次服用；1～2 岁，每日 1～2 袋，分 3 次服用；2 岁以上，每日 2～3 袋，分 3 次服用。或遵医嘱。成人，每日 3 袋，每次 1 袋。急性腹泻服用本品治疗时，首次剂量加倍。

不良反应：偶见大便干结。

注意事项：①治疗急性腹泻时，应注意纠正脱水。②如需服用其他药物，建议与该药间隔一段时间。③过量服用，易致便秘。

临床研究显示，采用蒙脱石散治疗轮状病毒性肠炎患儿，与利巴韦林对照，结果观察组显效率、有效率、总有效率分别为63.3%、30%、93.3%；对照组分别为40.0%、33.3%、73.3%。不良反应发生率分别为6.7%、26.7%。两组比较，均差异显著。在常规综合治疗基础上，采用对照组蒙脱石散口服，观察组采取保留灌肠的方法治疗婴幼儿急性RVE。结果显示，对照组、观察组总有效率分别为78.16%、97.78%；且显效患儿临床疗效比较，差异显著。此外，采用妈咪爱、蒙脱石散联合治疗小儿轮状病毒性肠炎（治疗组），与分别单用蒙脱石散（对照组1）、单用妈咪爱（对照组2）对照治疗3 d。结果治疗组、对照组1、对照组2的显效率、总有效率分别为75.5%、90.8%，40.0%、72.6%和41.3%、77.2%。治疗组与两个对照组均差异显著，两对照组之间比较，无显著性差异。应用培菲康联合蒙脱石散治疗新生儿轮状病毒性肠炎，在常规对症治疗基础上，分别加用培菲康（A组），蒙脱石散（B组），培菲康联合蒙脱石散（C组），治疗结束后总有效率比较，A组63.33%、B组66.67%、C组93.33%。平均止泻时间A组（75.21 ± 3.28）h、B组（73.33 ± 5.05）h、C组（57.51 ±5.72）h。培菲康联合蒙脱石散（C组）临床疗效明显优于其他两组。

五、轮状病毒疫苗

（一）概述

轮状病毒疫苗是目前疫苗研究的主要方向。婴幼儿通过口服该疫苗后，可刺激体内产生对A群RV的免疫能力，从而起到预防RVE的作用。或通过对人类天然减毒的动物感染的RV获得，或通过对组织经传代培养而获得的减毒的人类RV，或通过感染人类RV后未临床发病的新生儿这三种途径，均可以制备供人类服用的减毒RV活疫苗。由于人类与哺乳动物牛或猴感染的RV具有一致的组抗原，并且不同血清间又存在交叉保护效应，所以，最早研制的RV疫苗多是病毒减毒株感染动物细胞后，经培育、收获病毒液等过程，辅以佐剂（保护剂）而制成的。免疫反应与所给剂量及各种机体因素有关，包括母传抗体、细菌或病毒的干扰，可能还有营养不良。早期对轮状病毒疫苗的研究发现，使用含不同的人源或非人源的G和P型抗原的单价毒株疫苗效力差异很大，因此，现在研发出了利用多种人轮状病毒VP7和VP4抗原的重配株疫苗。

20世纪70年代中期起，由于RV的发病中血清型特异性免疫的原因，从最初的G6型牛RV RIT 4 237株，到随后的G3型猴RV MMU 18 006株，再到G3型恒河猴RV与含有G1、G2、G4型VP7基因的3个HRV重配株，不同国家和地区根据当地流行毒株的不同，分别研制了不同的RV疫苗，并取得良好的预防效果。由于早期单价疫苗仅对同株同血清型病毒感染起作用，因此应用范围也较为局限。随着疫苗研发的逐步开展，多价疫苗陆续研制成功，如恒河猴—人类重配 RV 疫苗、四价人—牛重配疫苗、五价人—牛重配疫苗、六价人—牛重配疫苗等。虽然不同疫苗防治 RVE 的疗效显著，极大地降低了发病率，但伴随而来的副作用，使疫苗的进一步推广应用严重受限。如 1999 年上市的轮状病毒疫苗，由于接种后频发的婴幼儿肠套叠现象，随后即被政府禁止使用。此后研制的 RotaTeq 疫苗，临床用药延长了服药时间（每隔一月一次，连续 3 次），针对 G1～G4 血清型的 RV，起到积极、安全、有效的免疫作用，可减少疾病就诊率的 94.5%，在多个发达国家中均得到认可。罗特威是我国 2001 年上市的疫苗，是采用 G10 型羊 RV LLR 疫苗株制成（VP7 基因型为 G10、VP4 基因型为 P［15］），预防 RVE 的有效率在 70% 以上。由于这种抗病毒的免疫机制还没有完全阐释清楚，而活疫苗接种后，又有与野株在人体合并感染，引起毒株变异而致病的可能，因此，我国尚未将 RV 疫苗纳入儿童预防接种免疫规划内。

（二）目前上市的轮状病毒疫苗

1. 单价人轮状病毒疫苗（Rotarix™）

Rotarix™为减毒口服活疫苗，毒株源于从一个婴儿胃肠炎病例分离到的 G1P 株。经过组织培养多次传代，成为减毒株 RIX4414，在 Vero 细胞中增殖，随后在拉丁美洲和欧洲进行了大量的安全性和效力临床试验，试验采用随机设计，并有安慰剂对照。Rotarix™疫苗目前已在全球许多国家获得注册。获得注册前，在 11 个拉丁美洲国家和芬兰进行了大规模的随机、双盲的Ⅲ期临床试验，评估 RIX4414（Rotarix™）的安全性和效力，试验涉及 63 225 名婴儿。

试验对象在约 2 月龄和 4 月龄时口服接种 2 次疫苗或安慰剂，结果发现疫苗是安全的，特别是未见发生肠套叠的风险增加。在 9～10 个月的观察期内，预防严重轮状病毒腹泻和住院的效力分别为 85%（95% 可信区间即 95% CI：72～92）和 85%（95% CI：70～94）。预防极严重的轮状病毒胃肠炎的效力达到 100%（根据预先设定的严重性评级标准）。因各种原因所致腹泻的住院率下降了 42%（95% CI：29～53）。疫苗预防严重轮状病毒腹泻的效力高（87%；95% CI：63～97），不仅是针对疫苗所用 G1P［8］株引起的，而且对预防 G3P［8］、G4P［8］和 G9P［8］株所致的也是这样。预防 G2P［4］株的效力为 45%（95% CI：81～86），表明 Rotarix™对不同 VP4 或 VP7 抗原的毒株有一定的交叉保护作用。随后对Ⅱ期和Ⅲ期临床试验进行的 meta 分析表明，疫苗预防 G2P［4］株的总效力为 81%（95% CI：32～96）。

一项在欧洲 6 个国家进行的Ⅲ期临床试验共涉及 3 874 名儿童，对 Rotarix™与国家免疫规划疫苗同时接种时的效力和免疫原性进行了评估。结果发现疫苗预防所有轮状病毒胃肠炎的效力为 87%（95% CI：80～92），预防严重轮状病毒胃肠炎的效力为 96%（95% CI：90～99）。预防 G1、G3、G4 和 G9 引起的严重胃肠炎的效力为 96%～100%，而对于 G2 引起的预防效力为 75%（95% CI：39～100）。另外，疫苗预防因轮状病毒而致住院的效力为 100%（95% CI：82～100），预防所有原因所致胃肠炎而住院的效力为 75%（95% CI：46～89）。该项试验显示，在 6 个月的随访期内，与对照组相比，同时给予轮状病毒疫苗没有减弱其他免疫规划疫苗的免疫应答。

接种首剂 Rotarix™后，在大约 50% 的受接种者中，用 EIA 法可检测到粪便中有疫苗株（RIX4414），排毒高峰时间约为接种后第 7 天。第二次接种后相应的检出率大约为 4%。EIA 阳性标本中，大约只有 17% 可检测到活的 RIX4414 病毒。冻干疫苗应避光并在 2～8 ℃储存。Rotarix™不能冷冻，疫苗有效期为 3 年。每剂疫苗的病毒含量不少于 1 000 万 $CCID_{50}$（50% 培养细胞感染剂量）。疫苗不含有硫柳汞。稀释用碳酸钙缓冲液为单人份包装，预充于口服给药器，Rotarix™稀释后应即时服用。疫苗程序为口服 2 次，第一剂于 6～12 周龄服用（不能晚于 12 周龄），第二剂与前次间隔至少 4 周。接种程序应在 16 周龄前完成，最迟不得晚于 24 周龄。

2. 五价人—牛重配疫苗（RotaTeq™）

RotaTeq™包含 5 个来自人和牛（WC3）的轮状病毒重配株，4 个 WC3 为基础的重配株表达人毒株 VP7 蛋白的 G1、G2、G3 或 G4 之一，以及牛毒株 VP4 蛋白的 P7［5］，第 5 个重配毒株表达人毒株的 VP4 蛋白 P1A［8］和牛毒株的 G6 蛋白。利用标准细胞培养技术，在 Vero 细胞中增殖重配毒株病毒。

RotaTeq™的安全性和效力已经在工业化国家和拉丁美洲的部分发展中国家得到证实，该疫苗现已在全球许多国家批准上市。在涉及 7 万多健康婴儿的一项Ⅲ期临床试验中，给予三剂疫苗，其中在 6～12 周龄时给予首剂疫苗或安慰剂，预防所有轮状病毒胃肠炎的效力为 74%（95% CI：67～79），预防严重轮状病毒胃肠炎的效力为 98%（95% CI：90～100）。效力研究针对 G1～G4 和 G9 型，但该试验报告的非 G1 型病例相对较少。

对参与 RotaTeq™Ⅲ期临床试验研究的婴儿进行了仔细的随访，未发现疫苗相关的严重不良事件，包括肠套叠。首次服疫苗后有 8.9% 的人排毒，第二次和第三次服疫苗后排毒比例分别为 0 和 0.3%。美国、拉丁美洲和欧洲一些国家进行的大规模研究表明，接种 RotaTeq™，使 2 岁以内幼儿的腹泻就诊率减少 86%（95% CI：74～93）、腹泻急诊率减少 94%（95% CI：89～97）、因轮状病毒胃肠炎住院率减少 96%（95% CI：91～98）。疫苗可降低所有原因所致胃肠炎住院率 59%（95% CI：56～65），接种后第二个流行季节 RotaTeq™预防所有轮状病毒胃肠炎的效力为 63%（95% CI：44～75），预防严重轮状病毒胃肠炎的效力为88%（95%CI：49~99）。

RotaTeq™为可挤压的塑料管包装，使用时直接给婴儿口服。每剂2 ml，每剂最低病毒含量为1.2×10^{12}的感染单位。5个重配毒株悬浮于缓冲液和稳定剂中，储存温度2~8 ℃，有效期可达24个月，不含防腐剂和硫柳汞。疫苗从冷藏处取出后应立即使用。美国和其他一些国家推荐的接种程序为3剂次，分别在2、4、6月龄接种。首剂在6~12周龄接种，其后剂次各间隔4~10周。全部免疫程序的3次接种要在32周龄前完成。有关接种该疫苗的疫苗效力，据美国的资料估计，对2岁以内的儿童，接种1次和2次疫苗预防住院和急诊就诊的效力分别为83%和81%，而接种满3次的效力为95%。

（三）疫苗安全性及禁忌证

2005年，全球疫苗安全咨询委员会（GACVS）给出的结论意见是，现有疫苗申请上市前的安全性文件是可靠的。2007年6月GACVS声明，迄今为止，上市后的监测显示，并未发生与使用这些疫苗相关的肠套叠或其他严重不良反应的风险增加。罕见情况下，胃肠道或呼吸道出现轻微的、一过性症状可能与轮状病毒疫苗接种有关。

对于包括HIV感染者在内的免疫功能低下的婴儿，以及已经患有慢性胃肠道疾病的婴儿，在获得更多有关他们使用这些疫苗的安全性和有效性的资料之前，医生应对使用轮状病毒疫苗免疫的潜在风险和利益进行个体化的评估。

疫苗使用禁忌证为对疫苗的任何成分过敏和有肠套叠病史，或患有肠道畸形有可能引发肠套叠者。患急性胃肠炎或严重发热性疾病者应推迟接种。

由于在12周龄以后的婴儿中才开始接种轮状病毒疫苗的安全性尚未得到确定，因此Rotarix™和RotaTeq™的首剂接种都应在6~12周龄进行。关于完成免疫接种程序的年龄问题，目前规定的条文是根据疫苗生产厂家的不同，遵循欧洲或美国药品监督管理机构的推荐意见。同时接种轮状病毒疫苗和其他儿童免疫规划疫苗，包括口服脊髓灰质炎疫苗，在完成各自的疫苗免疫程序后，未发现互相对保护性免疫应答有显著的干扰。母乳喂养和早产（妊娠不足37周）对接种轮状病毒疫苗后的免疫应答也无显著影响。虽然接种疫苗后获得保护的持久性尚不清楚，但两种疫苗都证明保护严重轮状病毒感染的效力都可持续到第二年。不推荐在各自基础免疫结束以后再给予加强免疫。目前还没有关于这两种轮状病毒疫苗剂次交替使用的安全性和有效性的研究，因此不清楚这两种疫苗是否能互换使用。

（四）WHO对轮状病毒疫苗的立场

接种轮状病毒疫苗的目的主要是预防轮状病毒所致的死亡和严重疾病。大规模的临床试验证明，目前上市的两种轮状病毒疫苗是安全有效的。工业化国家对婴儿常规接种轮状病毒疫苗可能会大幅度降低轮状病毒相关的急诊和住院，从而显著降低婴幼儿急性轮状病毒疾病的直接和间接花费。

另外，在发展中国家引进这些轮状病毒疫苗，可以降低严重轮状病毒腹泻的疾病负担，预防轮状病毒疾病所致的大量死亡，从而为全球降低 5 岁以下儿童死亡率（千年发展目标的第 4 个目标）做出贡献。

对于疫苗效力资料表明使用疫苗有显著公共卫生效果、具备持续使用疫苗的适宜的基础设施条件和筹资机制的区域和国家，WHO 强烈建议将轮状病毒疫苗纳入国家免疫规划。

迄今为止，轮状病毒疫苗的临床效力主要是在美国、欧洲和拉丁美洲得到了证明。其他几种口服疫苗的经验表明，就疫苗的安全性和效力而言，可能存在显著的区域性差异。在全球所有区域都完全确认目前使用的轮状病毒疫苗的效果之前，WHO 不准备推荐在全球范围内将轮状病毒疫苗纳入国家免疫规划。目前非洲和亚洲正在进行临床试验，这些地区轮状病毒疾病负担极高，也特别迫切地需要获得更多的有关轮状病毒疫苗效力的资料。

六、补锌治疗

（一）概述

锌存在于众多的酶系中，如碳酸酐酶、呼吸酶、乳酸脱氢酶、超氧化物歧化酶、碱性磷酸酶、DNA 和 RNA 聚合酶等，可以促进水钠吸收、稳定细胞膜、维持上皮细胞的完整性和修复功能，是核酸、蛋白质、碳水化合物的合成和维生素 A 利用的必需物质。具有促进生长发育，改善味觉的作用。锌缺乏会破坏正常的细胞代谢，体内酶的活性受抑制，T 辅助细胞和 T 抑制细胞比率下降，小儿抵抗力下降，味觉下降，出现厌食、偏食甚至异食、肠道菌群失衡等。在正常食物难以保证营养的状态下，WHO 推荐采用锌盐来补充。

补锌可以增加肠道消化酶，增强机体免疫功能，抵抗 RV 感染，调整微量元素失衡，维持肠黏膜的完整和防治液体丢失。RVE 患儿体内血锌含量多低于正常儿童。经过给予口服锌剂后，可促进被破坏的绒毛及细胞的形态修复，明显改善肠道黏膜的生理功能，缓解腹泻症状，加速疾病的恢复。研究证实，RVE 患儿存在锌缺乏，伴随免疫球蛋白和补体水平低下，致炎因子 TNF－α 和 IL－8 增高，抑炎因子 IL－2 降低，增加患儿易感性；补锌可增加免疫球蛋白，改善补体功能，降低炎症因子和提高抑炎因子水平。

WHO 推荐 5 岁以下腹泻病患儿口服锌制剂治疗，但大剂量补锌可延长呕吐持续时间。对不同剂量锌治疗轮状病毒性肠炎患儿进行疗效分析研究显示，在对照组常规治疗基础上，低锌组予葡萄糖酸锌颗粒 0.5 mg/（kg·d）；高锌组≤6 个月给予 10 mg/d，>6 个月给予 20 mg/d；均分 2 次口服，均连服 14 d。结果低锌组和高锌组临床疗效差异无统计学意义，均优于对照组；但高锌组呕吐持续时间较对照组和低锌组延长。通过应用低渗口服补液盐［50 ml/（kg·d）］联合补锌（口服葡萄糖酸锌口服液 10 ml/d）的治疗方案治疗轮状病毒性肠炎患儿，与单纯常规对症治疗对照。临床研究结果显示，治疗 72 h 后，联合用药组在改善脱水症状及改变大便性状、缩短腹泻时间等明显优于对照组，证实了补锌在治疗 RV 中的积极作用。

（二）含锌食物

瘦牛肉、猪肉、羊肉、鸡心、鱼、牡蛎、蛋黄、脱脂奶粉、小麦胚芽、芝麻、核桃、豆类、花生、小米、萝卜、海带、紫菜、猪肝、茄子、苹果、香蕉、桃、柿子、柠檬等。

锌元素主要存在于海产品、动物内脏中，其他食物里含锌量很少。水、主食类食物以及孩子们爱吃的蛋类里几乎都没有锌，含有锌的蔬菜和水果也不是很多。瘦肉、鱼类、蛋黄等含锌。据化验，动物性食品含锌量普遍较多，每 100 g 动物性食品中含锌 3～5 mg（蛋黄 3.4 mg、鱼虾 8 mg），并且动物性蛋白质分解后所产生的氨基酸还能促进锌的吸收。植物性食品中锌较少。每 100 g 植物性食品中大约含锌 1 mg。

（三）常用药物

1. 葡萄糖酸锌口服溶液

功效主治：用于治疗缺锌引起的营养不良、厌食症、异食癖、口腔溃疡、痤疮、儿童生长发育迟缓等。

药理作用：锌为体内许多酶的重要组成成分，具有促进生长发育、改善味觉等作用。缺乏时，生长停滞、生殖无能、伤口不易愈合、机体衰弱，还可发生结膜炎、口腔炎、舌炎、食欲缺乏、慢性腹泻、味觉丧失以及神经症状等。锌对儿童生长发育尤为重要。

药物相互作用：①本品勿与牛奶同服。②本品勿与铝盐、钙盐、碳酸盐、鞣酸等同时使用。③本品可降低青霉胺、四环素类药品的作用。

不良反应：有轻度恶心、呕吐、便秘等消化道反应。

用法用量：口服。12 岁以上儿童及成人一次 20 ml，一日 2 次。

注意事项：①本品宜餐后服用以减少胃肠道刺激。②应在确诊为缺锌症时使用，如需长期服用，必须在医师指导下使用。③对本品过敏者禁用，过敏体质者慎用。

2. 硫酸锌口服液

功效主治：用于锌缺乏引起的食欲缺乏、异食癖、贫血、生长发育迟缓、营养性侏儒及肠病性肢端皮炎；也可用于类风湿性关节炎、间歇性跛行、肝豆状核变性（适用于不能用青霉胺者）、痤疮、慢性溃疡、结膜炎、口疮等的辅助治疗。

药理作用：锌在十二指肠及小肠吸收，胃吸收少，入血后绝大部分与血清蛋白结合，主要由粪便排出，微量经尿、汗、皮肤脱屑、毛发脱落排出。

用法用量：成人常用治疗量，口服，一日 300 mg（含锌量 68 mg），分 3 次服；长期服用剂量可根据血浆锌浓度不高于 30.6 μmol/L 调整。中国营养学会（1981）制定锌生理需要量为：1 ~ 6 月小儿每日元素锌 3 mg；7 ~ 12 月小儿每日元素锌 5 mg；1 ~ 10 岁小儿每日元素锌 10 mg；＞10 岁至成人每日元素锌 15 mg；孕妇每日元素锌 20 mg；乳母每日元素锌 25 mg 可以作为参考制定给药剂量。

不良反应：本品有胃肠道刺激性，口服可有轻度恶心、呕吐、便秘，服用 0.2 ~ 2 g 可催吐；超量服用中毒反应表现如急性胃肠炎、恶心、呕吐、腹痛、腹泻。偶见皮疹、胃肠道出血，罕见肠穿孔。

禁忌证：消化道溃疡患者禁用。

第三章　中医学对轮状病毒性肠炎的认识

第一节　病名与沿革

轮状病毒性肠炎是由感受温邪所致，临床伴有发热，易化燥伤阴的一种急性外感热病，其发病具有明显的季节性，大多起病急骤、传变较快，中医学无相关病名记载，但根据其临床症状与中医“泄泻”相似，医家多归于中医“泄泻”范畴论述。

一、泄泻病证名义辨析及相关病名认识

（一）泄泻病证名义辨析

溏、泄、泻辨析，“溏”“泄”“泻”古时均有指代泄泻相关内容之意。

早期“溏”与“泄”同时出现，见于马王堆帛书，《足臂十一脉灸经》言“足厥阴脉：循大指间……唐（溏）泄恒出，死。”《素问·气交变大论》“溏泄肠鸣”“溏泄食不化”。考《广雅释言》：“溏，淖也。”指泥浆，引申为像糊状的。《说文解字》：“泄，水”，为水名，有流动的意思，“溏”“泄”二字相合，言明大便稀糊流动之状。早期，二者除合称“溏泄”外，亦有分指之意，如《素问·阴阳应象大论》“湿盛则濡泄”，《素问·气交变化大论》“病骛溏腹满”，《金匮要略》亦有“骛溏”“鸭溏”之说。“溏泄”至后世多指湿兼热之泄泻，用法趋于固定。

泻，古作“写”，考《说文解字》：“吐，写也。”《释名》补注：“吐，泻也。故扬豫以东谓泻谓吐也。”《白虎通》：“肾之为言，写也，以窍写也。”可见“写”与“泻”通，有倾注、排泄的意思。《素问·至真要大论》“窍泻无度”，后世《证治汇补》云：“泻者，大便直下。”“泄”为流动，势缓，“泻”为倾注，势峻。“泄”“泻”早期未有合称，且多是以“泄”为诸泄名，“泻”多做“补泻”“输泻”之说。

“泄泻”病名合称的出现，可追溯到宋代方书《太平圣惠方》，陈无择《三因极一病证方论》始将其做专篇病证论述。泄泻二字的含义略有不同，可以根据排泄物的含

水量与病势的缓急区分；但有时亦很难截然区别，故统名曰泄泻。如《赤水玄珠》说："粪出少而势缓者为泄，若漏泄之谓也。粪大出而势不阻者为泻，倾泻之谓也。"《丹台玉案》也说："泄者如水之泄也，势犹舒缓。泻者，势直以下，微有不同而其病则一，故总名之曰泄泻。"凡大便质地比较稀薄而不成形，排粪次数较多者，皆可称之为泄泻。

（二）相关病名认识

泄泻根据其症状表现历代医家将其称为"濡泄""飧泄""洞泄""鹜溏"等。考《说文解字》："濡""泄"，水名；"洞"，疾流也；"飧"，水和饮也。《广雅》"溏"，泄也。则濡泄、飧泄、洞泄、鹜溏都属泄泻为病，寒湿为其因。湿甚脾肾者为濡，湿寒脾虚者为飧，湿寒两甚者为洞，湿甚大肠者为溏。故《素问·阴阳应象大论》说："湿胜则濡泄。"《素问·藏气法时论》说："脾病者……虚则腹满肠鸣，飧泄食不化。"《素问·金匮真言论》说："长夏善病洞泄寒中。"《金匮要略·五藏风寒》说："大肠有寒者，多鹜溏。"随着认识水平的不断提高，治疗经验的不断积累，医家对于不同原因、不同病机及有复杂临床表现的泄泻，分列了许多病名，以示差异，对临床有一定指导意义。

1. 飧泄

飧字《说文解字》写作餐，铺也。其字组合从夕食。《韻会举要》进一步解释，晡时食谓飧，从夕从食。古代称早餐曰饭，晚饭称食。因而飧当是晚饭的别称，见《诗经·伐檀》"彼君子兮，不素飧兮"。《内经》中首先借用飧字标明泄泻病的病源、程度或病状，配以泄字来组成病名。如《素问·阴阳应象大论》说："春伤于风，夏生飧泄"，《素问·脉要精微论》说："久风为飧泄"，《圣济总录》中解释得颇为具体，论中说："脾胃者土也，其气冲和，以化为事。今清浊相干，风邪久于胃中，中气不能运化，而食物完出。夕食谓之飧，食之难化在于夕，故谓之飧。"

由此可知飧泄的患者，多是由于久风入胃，发病之诱因与饮食，尤其晚饭关系密切，晚饭时间乃下午阴气始旺之际，由于阴阳升降之枢纽不利，清阳郁遏，"清浊相干""中气不能运化"，夕食之难化，故病的潜伏期应为一宿至翌旦，其病状必是粪便内存有未被消化的食物，间有轻度寒热，恶风多汗，少腹胀，肠鸣，小便短少，体重肢楚，脉象浮缓。用发汗升阳法治之以逆流挽舟也。

2. 濡泄

按《证治要诀》言"濡泄"就是水土不服的顿泻。在《素问·阴阳应象大论》中记述说："湿胜则濡泄。"尤在泾在《金匮翼》中还说："湿泻一名濡泄，其脉濡细，其证泄水，虚滑肠鸣，身重腹不痛。”从上述论说可以得出濡泄、湿泻、顿泻多有相似。其临床见证，除上述外，尚应有不思饮食，脘腹胀闷，呕恶，肢体倦怠，甚至面浮足肿，少腹坠胀，舌胖质淡，口干而不欲多饮等，由脾虚湿胜所致。始临异地，水土不服，或感山岚淫雨之邪亦可累患该证。从上述亦不难领会，其一曰濡泄者，言其病状；其二曰湿泻者，言其病性；其三曰顿泻者，言其病势也。

濡泄的发病时间，也可能在早晨，因湿为阴邪，日中阳旺之时，可不致发病，必待阳衰阴胜始作。但排泄物不存有未被消化之“完谷”，且与饮食无明显关系，可与飧泻辨别。

洞泄病名出自《素问·金匮真言论》“长夏善病洞泄寒中”句。述说在“长夏”的季节，由于“寒中”这个原因，多有洞泄发生，指出了洞泄的原因、病时、病势。酷似现代医学诊断的夏季急性肠炎。后世医家通过临床观察，对洞泄又赋予了新的临床含义。丹波元坚将该症称为“刮肠”，以形容病情的急骤及严重程度。它的临床症状尚应有形寒、四肢不温，面色暗白或发青，脐冷腹痛，脉象沉微两尺极弱之阳微欲绝危候。

鹜溏，《说文解字》言：“鹜舒凫也。”郭璞曰：“鸭也。”故鹜溏俗称鸭溏，如禽鸭之溏便。《楚辞九歌》“朝骋鹜兮江皋”，注曰：“鹜乱驰也”，从字义可以看出是一种毫无秩序的驰驱。《内经》取鹜溏为病名，兼阐明其病状。如《素问·至真要大论》曰：“阳明在泉，主胜则腰重腹痛，小腹生寒，下为鹜溏。”又“阳明之胜，清发于中，左胠胁痛，溏泄。”皆是指鹜溏。上述引论，指出鹜溏之原因是湿气胜从而影响脾土的温运。《金匮要略》中进一步明确指出“大肠有寒者多鹜溏”，因此，鹜溏的临床表现应当是脾胃素虚之人，中阳不足，复则寒湿侵凌，脾湿不得运化，腰重，胠腹疼痛，泻出夹有水液的粪便，脉象当为沉缓或兼见沉迟之象耳。以上仅以几种病名为例，对泄泻进行了简单介绍，但对泄泻的病名认识与分类，因历代医家各自所执医论观点之不同而各有所异。大致在先秦两汉时期，多以症状表现分类；到隋唐时期多按脏腑和病变部位名称分类，发展到宋金元着重以病因病机分类，到明清时期医家以多种分类综合认识，总以医家的治泄思想为要。

二、病名沿革

历代中医对泄泻的命名多有变迁，称谓不尽相同，反映出对泄泻病的认识不断变化。兹将中医有关泄泻命名的历史沿革考证如下。

（一）先秦两汉时期

先秦两汉时期早期并未有“泄泻”病名，但相关内容已经出现，并且列为病症而论。马王堆帛书《阴阳十一脉灸经》甲本，“大（太）阴脉：是胃脉也……其所产病：……唐（泄），死。”此处“溏泄”即是关于泄泻的内容。先秦两汉时期，并未出现泄泻病名，但是相关内容已经列为病证而论，《内经》所言诸泄，涵盖内容全面，有“泄”“后泄”“下泄”“窍泄”“泄注”“洞泄”“濡泄”“飧泄”“溏泄”“注泄鹜溏”“暴注下迫”等。

如《素问·至真要大论》有：“诸厥固泄，皆属于下”；《素问·举痛论》：“寒气客于小肠，小肠不得成聚，故后泄腹痛矣”；《素问·厥论》有：“少阴厥逆，虚满、呕变、下泄清”；《素问·至真要大论》有：“太阴之复，湿变乃举……甚则入肾，窍泻无度”；《素问·气交变大论》有：“岁火不及，寒乃大行……病鹜溏、腹满、食饮不下，寒中肠鸣、泄注腹痛。”上述的“泄”“后泄”“下泄”“窍泄”“泄注”与“泄泻”一词的含义本身并无本质的区别，只是上古时期对“泄泻”的不同称呼而已。“洞泄”“濡泄”“飧泄”“溏泄”“注泄鹜溏”对后世关于泄泻的理论建构，有较大的影响。《素问·生气通天论》曰：“春伤于风，邪气留连，乃为洞泄。”《灵枢·邪气脏腑病形》对于洞泄的脉象亦有描述：“肾脉……小甚，为洞泄。”《素问·阴阳应象大论》云：“湿胜则濡泄。”明代李梴在《医学入门·卷之四·湿类·泄泻》释云：“濡泄即湿泻。”关于飧泄，多为完谷不化的泄泻，《素问·脏气法时论》曰：“脾病者……虚则腹满肠鸣，飧泄食不化。”《灵枢·百病始生》亦云：“多寒则肠鸣飧泄，食不化。”溏泄，在《素问·至真要大论》中这样论述：“厥阴司天，风淫所胜……冷泄腹胀，溏泄，瘕，水闭，病本于脾。”“注泄鹜溏”，后世亦称“鹜溏”“鹜泄”，《素问·至真要大论》有：“阳明司天，燥淫所胜……寒清于中……腹中鸣，注泄鹜溏。”清代的尤怡在《金匮翼·卷七·泄泻》中有言：“寒泻一名鹜溏，鹜溏者，水粪并趋大肠也……所谓大肠有寒则鹜溏也”，指出“鹜泄”为泄泻偏于寒者，后世亦指“寒泻”。上述所言之“洞泄”“濡泄”“飧泄”“溏泄”“鹜泄”即后世医书中经常引用到的“经中五泄”。此五泄有时亦以“滑泄”“濡泄”“飧泄”“溏泄”“鹜泄”的形式出现。此外，《内经》中还提到了一种偏于热性的泄泻，称其为“暴注下迫”，如《素问·至真要大论》曰：“诸呕吐酸，暴注下迫，皆属于热。”上述的这些词汇，即是《内经》中关于“泄泻”一词的不同描述，它们有时会特指某一类的泄泻，如“濡泄”指湿邪偏盛的泄泻，“飧泄”指完谷不化一类的泄泻；“溏泄”指泻下溏垢污浊的泄泻等。但在后世医家的论述中，也有将这类词汇代称或泛指“泄泻”，并不做具体划分，这主要是由于“泄泻”一词，在古代文献中出现并固化的时间较晚。

除无“泄泻”之名外，几乎包括后世所言之大部分泄泻相关病名：濡泄、飧泄、洞泄、鹜溏、后泄、遗矢等。

《难经·五十七难》从脏腑角度提出“五泄”，谓“泄凡有五，其名不同：有胃泄，有脾泄，有大肠泄，有小肠泄，有大瘕泄”。汉代医家张仲景所著《伤寒论》无“泄泻”之名，将痢疾和泄泻统称为“下利”，其《金匮要略》中，始列“呕吐哕下利病脉证”专篇，对“下利”进行讨论。自此，后世医家多泄利并称，进而“利”“痢”混用，其中内容或泄或痢，病名不清。

（二）晋隋唐时期

在这一段时期，泄泻的相关病名发展较之前变化不大。多以《内经》诸泄和《伤寒论》“下利”而言。杨上善《太素》曰：“五泄有溏泄、鹜泄、飧泄、濡泄、滑泄也，此乃五泄。”此与《难经》“五泄”不同，是从病因病性和病状上描述泄泻。仲景所言之“下利”，这一时期更发展为“下痢”“泄痢”，两个病证混谈的情况更为多见，医家、方家都未对此加以区别，大致言“洞泄”“溏泄”“飧泄”“鹜溏”“肠垢”“注泄”之类，这也为认识泄泻病证造成困扰。此外，《集验方》所言“产后遗粪”、《小儿卫生总微论方》所言“惊泻”，当为泄泻之相关病名。此阶段虽有大部医著出现，但书中均未有将“泄泻”分列为病名进行论述之篇章，内容多散见在各种病证论述之下，且多分于“下痢门”内，亟待理清。

（三）宋金元时期

宋代是泄泻病名发展的重要分化阶段。在宋代之前，医家多将泄泻与痢疾混为一谈，而从宋代之后，始有“泄泻”之名。泄泻病名的提出，早见于方书中。《太平圣惠方》出现1条“泄泻”内容之条文：“治脾劳，胃气不和，时有泄泻，食少无力，宜服松脂丸方。”但却并未将泄与痢分门别类。在《太平圣惠方·卷第二·诸通用药》中，并无“泄泻”病，其用药仍是混同在“肠澼下利”篇中。《圣济总录》始有关于“泄泻”的专章论述：包括濡泄、大便不禁、产后泄泻。由此，泄泻与痢疾混而治之之弊始有改善。到陈无择《三因极一病证方论》开始出现“泄泻”专篇，发“三因”之旨，从“虚寒泄”“冷热泄”“实热泄”三方面论述泄泻证治，虽治法方药未为详尽，但始发泄痢分治之端倪，后世医家遂逐渐开始例分篇论述泄泻。“泄泻”之名由此确立。这一时期，医家宗《内经》之旨从不同角度阐发自己的观点，形成不同的医学思想，后世有“儒之门户分于宋，医之门户分于金元”之说。在对泄泻的认识上，医家也各抒己见。刘完素发展《内经》病机学说，从泄泻寒热为分，提出“暴泄”“久泄”之异。张子和认识泄泻从湿从脾立论，提出“五泄”之“五变”。张元素、李东垣从脾胃立论，东垣言“脾胃虚”致泄，分饮食致泄“伤于饮”“伤于食”的不同。丹溪集诸家之所论，认识泄泻以湿为本，从气虚、火、痰、食积认识，病名上提出“脾虚食泄”“痛泻”等。

（四）明清时期

明清时期，诸医家对泄泻病名的认识开始逐渐完善。医家多承前人之论，对泄泻的认识有所发挥，大都列专题讨论，且逐渐对泄与痢做出较为明确和完整的区分。

明代医家在病名确立的基础上，对治泄方法多有总结发挥，大都以“五泄”立论，以多法言治，重视泄与痛、泄与食、泄与风、泄与小便的关系。在伤于酒的认识上，王纶提出“酒泄”之名。同时，医家对于其他病证所见之泄泻也详加论述，如虞抟重视妇人胎前产后之泄泻，列“妊娠泄泻”“产后泄泻利”专篇；薛己《校注妇人良方》详列妇人泄泻、妊娠泄泻、遗粪、大小肠交等证；恭廷贤对小儿泄泻、产后泄泻有专门论述；张景岳在“痘疮”篇下，专论泄泻，阐述痘疮后发生泄泻的各种治疗、预后。

明代医家对命门多有研究，重肾命的思想反映到泄泻治疗，即是在前人重视脾胃的基础上，提出肾的重要性，反映到病名认识上，即是“肾泄”“五更泻”的提出。随着李中梓“治泄九法”的提出，医家对泄泻病证的认识日渐成熟。清代医家多在医案、综合类书和相关丛书中专篇论述泄泻，且于治法细节之处多有发挥。如张璐提出“虚损泄泻”以肺肾同治为要；叶天士以“胃阴”立论，治脾同时也关注胃，同时以“奇经”治泄；陈修园以湿胜则泻立论，对泄泻的分类，他认为“五泄之分，实不必泥，总以虚实久暂为辨”。

从历代泄泻病名发展的过程可以看出，“泄泻”作为中医病名，病证发于《内经》，病名立于宋代，病治渐详于金元、明清。从泄痢混同之始，经历代医家认识发展，逐渐区分出其治则、治法、方药，形成现代中医脾胃病证的一大体系。

第二节　病因病机

一、概述

轮状病毒性肠炎，中医学无相关病名，历代医家根据其临床症状，将其归属至“泄泻”的范畴，然众医家对其病因病机的认识各有不同。《素问・脏气法时论》中有云：“脾病者……虚则腹满肠鸣，飧泄食不化。”又有《素问・宣明五气》谓：“五气所病……大肠小肠为泄。”明朝张景岳在《景岳全书・泄泻》载：“泄泻之本，无不由于脾胃。”宋金元时期，刘完素将泄泻分为“暴泄”“久泄”两类。张子和认为泄泻的发病与“湿邪”“脾脏”密切相关，提出“五泄”之“五变”理论。张元素、李东桓提出本病从脾胃虚弱论治的学术思想。朱丹溪提出泄泻以湿邪为患致病，并从不同致病角度立论分析（气虚、火、痰、食积）。到明代张景岳，在总结前人对泄泻的理论思想基础上，进一步强调脾胃功能受损在发病过程中的重要作用，如“泄泻之本，无不由脾胃”。由于各种原因导致脾胃功能受损，水谷之海失于受纳腐熟水谷，后天之本失于健运水谷水湿，则出现“水反为湿，谷反为滞”和“乃至合污下降，而泻利作矣”。

小儿时期是人体生长发育过程中一个具有独特生理病理特点的阶段。其中“脏腑娇嫩，形气未充”指出小儿机体各系统器官、形体结构发育不全及其生理功能不十分完善的生理状态；而“生机蓬勃，发育迅速”在“脏腑娇嫩，形气未充”的生理基础上，指出小儿时期人体脏腑器官、形体结构及其生理功能均处在不成熟向成熟、不完善向完善发展的状态。同时由于“稚阳未充，稚阴未长”的生理特点，小儿常常发病容易、传变迅速，但由于其脏气清灵，因此病症又常易于康复，即小儿时期因形体结构与生理功能的不完善容易感邪而发病，发病后又易损阴伤阳发生变证，且发病后容易发生的病机转变以“易虚易实、易寒易热”为主，重症泄泻，因泻下过度，易于伤阴耗气，出现气阴两虚，甚至阴伤及阳，导致阴竭阳脱的危重变证，但是由于小儿为“纯阳之体”，活力充沛，生机蓬勃，且感邪单纯，若饮食得宜、护理得当，即使患病，也容易康复。

总之，轮状病毒性肠炎的发病者以小儿为主，基于以上所提到的小儿生理病理特点，故认为其发病与小儿独有的生理病理特点及外邪、饮食、情志等致病因素密切相关。

二、病因

（一）感受外邪

六淫外邪除燥邪外，风、寒、暑、湿、火（热）均与泄泻发病密切相关。

风邪以善行而数变为其特性，风邪入里易引发飧泻，诚如《内经》所云“久风入中则为肠风飧泄”，后又有《儿科萃精》言“小儿飧泻，或因春伤风邪……以致完谷不化”。且风为百病之长，易夹寒、湿、热，如《内经》“食寒则泄”，意在风邪入中胃腑，临床并不表现腹泻症状，若此时进食寒凉之品则易引发腹泻。

外感寒邪，入里困阻脾阳或直中肠腑，使肠腑失于泌别清浊与传化，而致泄泻。因寒性凝涩收引，此类泄泻多伴有腹痛。如《素问·举痛论》曰：“寒气客于小肠，小肠不得成聚，故后泄腹痛矣。”

暑为夏季之气，“为火邪，其性急迫冲逆”，易夹湿气入里，困遏中焦，致脾胃气机升降失常，水谷清浊不分，而发急暴泄泻。热邪入里，蒸迫肠腑，症如《古今医鉴》所言“热泄，所下粘垢，小便赤涩，脉数烦渴”。暑常夹湿，阻碍气机，脾失温运，或寒湿内盛，内侵伤中，停滞中焦，困阻脾阳，表现为洞泻。《至真要大论》将症状归纳为“病机十九条”，其中有“暴注下迫，皆属于热”的条文，表明泻势较甚的泄泻，大多都是属于实热证。实热可源于感受湿热之外邪，也可以因为脾胃虚弱而使湿浊阻遏中焦，郁而化热。

湿邪致泄，为历代医家重视，故有《医宗必读》“无湿不成泻”，《医学心悟》“湿多成五泻，泻之属湿者，明矣”，《杂病源流犀烛·泄泻源流》“是泄虽有风、寒、热、虚之不同，要未有不源于湿者也”之说。外感湿邪或水液运化失常的湿浊，其阻遏气机、困遏清阳，且湿邪为阴邪，湿盛则伤脾，脾又为五脏之至阴，其性喜燥而恶湿，寒湿、湿热困脾，脾阳不振，脾气不升，致使脾胃运化失职，故湿邪乃泄泻的主要原因与物质基础。《儒门事亲·卷十》论述了湿邪可与其他外邪相合，可变化组成多种病因侵害人体，主要受累脏腑为脾脏，湿盛会出现泄泻。《泻泄源流》云：“湿胜则飧泄……而未有不源于湿者也。”都阐述了湿邪是发生泄泻的重大因素。

（二）七情所伤

七情即喜、怒、忧、思、悲、恐、惊七种情志变化。《阴阳应象大论》载：七情分属五脏，在志心为喜，肝为怒，脾为思，肺为忧、为悲，肾为恐。七情与脏腑气机运行、脏腑功能变化密切相关，七情变化影响脏腑气机运行，也是泄泻发病的一个重要原因。

小儿神思怯懦，若暴受惊恐，因“惊则气乱、恐则气下”，而使体内气机逆乱或下陷，致“清气不升，而生飧泄”。另外，小儿稚阴稚阳，肾气不足，若暴受惊恐，损伤肾气、肾阳，不能温煦脾阳而致泄泻频作。“思则气结”“思伤脾”，是指思虑过度伤及脾胃，致脾气郁结，运化功能失常，水谷不化，清阳不升，而作大便溏泄。

“怒则气上”，是指大怒致肝气失于疏泄，横逆上冲乘脾，困遏脾气，运化失职，而致泛恶欲吐，纳呆便溏，《素问·举痛论》中“怒则气逆，甚则呕血及飧泄”即是这一病机变化的总结。明代张介宾在《景岳全书·泄泻》中提到“凡遇怒气便作泄泻者，必先以怒时夹食，致伤脾胃”，这指出情志失调所致泄泻常可兼见饮食内伤。

宋代陈无择在《三因极一病证方论·泄泻》中提出“喜则散，怒则激，忧则聚，惊则动，脏气隔绝，精神夺散，以致溏泄”，说明后世医家已逐渐认识到情志失调与泄泻发作的关系。此外若素体脾胃虚弱，正气不足，加之后天失于调摄，精神心理因素刺激，导致肝脾不调，肝失疏泄，脾失健运，水谷精微不得正化，小肠分清泌浊功能失职，进而发为泄泻。

（三）内伤饮食

陈复正在《幼幼集成》中记载："夫泄泻之本，无不由于脾胃……若饮食失节、寒温不调，以致脾胃受伤……而泄泻作矣。"《素问·太阴阳明论》亦云："饮食不节……入五脏则闭塞，下为飧泄。"饮食不节或不洁是引起小儿腹泻的主要原因。小儿饥饱无度，喂养不当，进食超量，加重脾胃负荷，致使脾胃运化腐熟失职，宿食内停，发为伤食腹泻。

小儿生长发育尚不成熟，脏腑功能尚不完备，表现为"脾常不足"，故小儿脾胃运化能力较差。小儿饮食饥饱不能自知，若喂养调护失宜，伤及小儿功能本不健全之脾胃，令运化失常，宿食积滞胃肠，均可导致伤食腹泻。如《素问·痹论》说"饮食自倍，肠胃乃伤"，即饮食过量，加重脾胃负担，影响其运化功能，而致腹泻。过食生冷瓜果、奶制品等具有寒凉性质的食物，伤及脾胃阳气，脾胃之阳受损，则易导致完谷不化之泄泻。由饮食因素而致脾胃受伤，令其不能运化水湿，甚则酿生内湿，"湿多成五泄"，易致腹泻诸症。病机演变如明代张介宾在《景岳全书》中所言："若饮食不节……以致脾胃受伤，则水反为湿，谷反为滞，精华之气不能输化，乃至合污下降而泻痢作矣。"嗜食辛辣或肥甘厚味，饮食无度，呆胃滞脾，内生湿热；或贪凉纳饮，过食生冷，易致湿从中生，寒湿互结，均可导致湿困脾土而泻。此外，饮食不洁，进食变质酸馊食物，可直接伤及肠胃，导致泄泻。哺乳母亲嗜辛辣肥甘，随消化吸收进入乳汁，通过哺乳喂养，亦可损伤小儿胃肠。

小儿形气未充、脏腑娇嫩，胃肠功能发育不完全，又因为小儿生长发育迅速，对营养的需求相对较多，胃肠道负担相对较重，加之小儿饮食不知自节，若喂养不当，则易内伤饮食。中医认为脾主运化，上输水液及水谷精微物质于头目心肺；胃主受纳，将水谷下降于小肠，分清泌浊、传导糟粕下行；脾胃调和，各司其职，则内安。脾胃为饮食所伤，功能失常，则完谷不化、水液不运，夹杂而下，发为泄泻。症见：饱胀、不欲食，腹痛则泻、泻后痛减，泻下不畅、黏而臭秽，下利清谷，苔腻，脉滑或弦紧，指纹滞。治疗伤食泻"运脾"为先，调和脾胃，脾运渐复，脾升胃降有常，水谷精微敷布、糟粕传导循常规，清浊可分、大便实也。

（四）禀赋不足

《灵枢·逆顺肥瘦篇》曰："婴儿者，其肉脆血少气弱。"《小儿药证直诀》云："五脏六腑，成而未全，全而未壮。"《小儿病源方论·养子十诀》亦曰："小儿一周之内，皮毛、肌肉、筋骨、五脏六腑、气血皆未坚固。”《育婴家秘》曰：“血气未充……肠胃脆弱……”这些传统中医著作都说明了小儿脏腑娇嫩，形气未充，禀赋不足的生理特点。

《素问》曰：“脾病者，虚则腹满肠鸣，飧泄食不化。”指出脾胃虚弱，腐熟水谷无权，运化水湿不及，积谷为滞，湿滞内生，清浊不分，混杂而下，遂成泄泻，故有“泄泻之本，无不由于脾胃”之说。肾为先天之本，脾胃为后天之本，《景岳全书》指出“精血之司在命门，水谷之司在脾胃，本赖先天为之主，而精血之海又必赖后天为之资”，这就说明脾肾二者在生理上是互相滋生的。而在病理上，二者亦相互影响，互为因果。若小儿久病，脾气受损，脾阳不振，日久导致肾阳虚衰。反之，肾阳不足，不能温煦脾阳，脾阳不足，“不能为胃行其津液”，使其阴寒内盛，水走肠间，而为泄泻。故有古人指出：“肾为胃关……即令人洞泄不止也。(《景岳全书·泄泻》)”其指出脾肾阳虚亦可致泄泻发病。若先天禀赋不足，肾阳亏虚，不能温助脾阳，脾失温煦，运化失职，湿浊内生，而成久泻，甚至是五更泻。若久病必伤先、后天之本，病后体虚所致腹泻的病机也无外乎脾胃虚弱，运化不利或脾失肾阳之温煦，运化失职这两方面。

肾为胃之关，脾胃互为表里脏腑，脾肾同源，存在先后天相互资互制、水液代谢方面互相影响的生理关系。胃为水谷之海，喜润恶燥，主通降，主受纳饮食水谷，并依靠肾阳的温煦、推动，将磨化、腐熟成的食糜下输肠道，将吸收后生成的食物残渣下移大肠，形成粪便。久病之后，或年老体衰，肾阳损伤，脾胃失于温煦、推动，不能腐熟水谷，水谷不化，进食之后即从大便排出，而为泄泻。《灵枢·邪气脏腑病形》曰：“肾脉小甚为洞泄”。肾虚不能温煦脾土，脾失温煦而运化失职，清浊不分形成泄泻。

总之，小儿稚阴稚阳之体，其泄泻病因虽多，但不外乎外感、内伤两类。脾失健运是发病关键。外感湿邪，或兼夹感染其他六淫病邪，均可导致湿困脾土，脾失健运，中焦气机不利，水谷津液不得正布，肠道分清泌浊功能失常，清浊混杂而下。因情志不畅、饮食不节或不洁等原因，亦可导致脾胃虚弱；先天不足或病久伤及脾肾之阳，脾失健运，胃失腐熟，湿浊内生，气机枢纽升降失职，发为泄泻。因此，虽然泄泻病位在肠，但发病与脾、胃、肝、肾密切相关。

三、脏腑相关病因

（一）泄泻与脾胃

《景岳全书·泄泻》载：“泄泻之本，无不由于脾胃……泄泻之因，惟水火土三气为最。”李东垣言“若饮食失节，起居不时，以致脾胃受伤，则水反为湿，谷反为滞，精华之气不能输布，乃致合污下降，并走大肠，而为泄利矣”。故中医学认为脾主运化，胃主受纳，若饮食不节、外感六淫、劳倦内伤、久病缠绵等，均可导致脾胃虚弱，不能受纳水谷，水谷停滞，清浊不分，混杂而下，遂成泄泻。

（二）泄泻与肝

泄泻之由肝者，多以脾虚为前提，《景岳全书·泄泻》载：“凡遇怒气便作泄泻者，必先以怒时挟食，致伤脾胃，故但有所犯，即随触而发，此肝脾二脏之病也。盖以肝木克土，脾气受伤而然。”肝主藏血、主疏泄，生理特性在于疏泄，肝气条达则气机顺畅。《医经精义·脏腑通治》载：“肝与大肠通，肝病宜疏通大肠，大肠病宜平肝为主。”若肝藏血不足，则肝失所养，疏泄不及，伤及脾胃，或肝火旺盛，疏泄太过，均可导致大肠传导功能失司而发为泄泻。脾虚肝克之泄泻，病机变化为患者平素脾胃虚弱，复因情志影响，忧思恼怒，精神紧张，以致肝气郁结，横逆犯脾，运化失常，而成泄泻。当肝火旺盛时，疏泄功能太过，人体收敛功能不及，尤其是伤及于脾，脾之升清不能，亦可发为泄泻。只有肝血充足，肝火不盛时，肝有所养，其性柔和条达，方能助脾运化。

（三）泄泻与肾

肾为先天之本，小儿先天肾气不足、命门火衰，可致虚性泄泻。《仁斋直指方论》载：“人皆以泄为脾恙，而不知肾病有泄焉。”肾阳虚常常引起五更泻及久泻，五更泻又叫肾泻，《医碥·泄泻》载：“每天明时泻一二次，名肾泻。”这是由于阳气不足、命门火衰，不能助脾脏腐熟水谷，水谷不化所致。《景岳全书·泄泻》载：“久泻无火，多因脾肾之虚寒也。”当肾气虚，固摄无权，可导致泄泻；肾阴亏虚，肾精不足亦可导致泄泻。肾阴是人体阴液的根本，无阴则不能化阳。肾阴亏虚，肾精不足，不能滋补脾胃，使脾失运化，不能封藏固摄，则造成大便滑泄，且阴愈伤则泄加重，二者相互影响，缠绵难愈。

因此，小儿泄泻的病因围绕“脾常不足”的生理特点，分为外感、内伤两部分。外感有风、寒、湿、暑、热之不同，内伤又有伤食、伤情、先天不足、病后体虚的差异，而内外因相兼亦可为病。以上诸因致病的病机关键在损伤脾胃，致其运化失常，而令泄泻发作。其基本病机在于脾虚湿盛，病位在肠，但与胃、脾、肾、肝密切相关，临证之时，应多加变通。

第三节　治疗原则

明代张景岳提出，治疗泄泻应“利水为上策”。清代程杏轩在《医述》中提出，治疗泄泻虽应补中益气，但不能一味应用性味甘温之品，“太甘则生湿”；也不可一味应用苦味燥湿之品，“太苦则伤脾”；无论久泻、暴泻，只要湿邪未尽，不可轻易应用固涩之法，“恐留滞余邪”；健脾运脾、淡渗利湿之品，亦不可应用过多，“恐津枯阳陷”。

一、利小便实大便

“利小便实大便”是中医治疗泄泻的一种常用方法，即通过疏利小便而使大便成形的方法，又叫“开支河”或“分消走泄”。其理论来源于张仲景《伤寒论》第 159 条：“伤寒服汤药，下利不止……复不止者，当利其小便。”及《金匮要略·呕吐哕下利病脉证治》：“下利气者，当利小便。”晋代王叔和亦在《脉经》中提出：“溏泻，宜服水银丸，针关元，利小便。”后世医家特别是金元时期尤为重视淡渗利小便的治法，如朱丹溪《平治荟萃》云：“治湿不利小便，非其治也。故凡泄泻之药，多用淡渗之剂利之。”明代医家张景岳在《景岳全书·泄泻》中更是明确提出：“凡泄泻之病，多由水谷不分，故以利水为上策”，并说：“治泻不利小便非其治也。”这些便是至今临床上遵循的“利小便实大便”的理论依据。

二、治泄九法

李中梓提出的治泄九法——淡渗、升提、清凉、疏利、甘缓、酸收、燥脾、温肾、固涩，为后世医家临床应用及理论发展，提供了较为坚固的基础，是中医认识和治疗泄泻的一次里程碑，到现在仍然指导着临床。

一曰淡渗，即是湿从小便而去，正如《内经》云：“治湿不利小便，非其治也。”又云：“在下者，引而竭之。”但这是指暴泻而言，临床不能一概而论。泄泻来势急暴，水湿聚于肠道，洞泻而下，唯有分流水湿，从前阴分利，利小便而实大便，以六一散、五苓散、胃苓散等为代表方。但久泻多为脾虚失运，虽有水湿，乃久积而成，非顷刻之病变，轻者宜芳香化之，重者宜苦温燥之，若利小便则伤正气。

二曰升提，气属阳，性本上升，胃气注迫则下陷，升麻、柴胡、羌活、葛根之类，鼓舞胃气上腾，则注下自止。但升阳药要少少与之，若用量大，疏泄太过反而泄泻更甚，以升阳除湿汤、补中益气汤等为代表方。

三曰清凉，此为湿热为病，暴迫下注，肛门灼热疼痛、粪便臭秽，苦寒之剂，清热燥湿，即所谓热者清之，以黄芩芍药汤、薷苓汤等为代表方。

四曰疏利，痰凝气滞、食积水停，皆令人泻，随证祛逐勿使稽留，即"通因通用"之法，当根据痰、食、气、水留滞的不同病机，分别采取不同止泻疗法。

五曰甘缓，泻利不已，急而下趋，甘能缓中，善禁急速，所谓"急着缓之"，以大断下丸、浆水散等为代表方。

六曰酸收，久泻，气散不收，气失统摄之权，则泄泻难已，酸之一味，能助收肃之权，正是"散者收之"，以固肠丸、乌梅丸、真人养脏汤、五味子散等为代表方。

七曰燥脾，此为治泻最常用之法，即所谓运脾、健脾、燥脾是也，以参苓白术散、六君子汤等为代表方。

八曰温肾，肾主二便，封藏之本，况又属水，真阳寓焉，所谓"寒者温之"，以四神丸、附子理中汤、八味丸等为代表方。

九曰固涩，注泻日久，幽门道滑，虽用温补之剂，不能立刻奏效，这时适量应用固涩之剂，所谓"滑着涩之"，但暴泻不可骤涩，以免闭门留寇，以赤石脂禹余粮丸、桃花汤、真人养脏汤等为代表方。

三、治泻八法

现代医家在前人基础上，亦提出了不同的治则治法。

其一，包括解表化湿、抑肝扶脾、健脾利湿、温中益脾、温肾固湿、清热燥湿、温脾导滞、升提酸收等法。

解表化湿：泄泻是里证，但每多因感受寒湿病邪，内传于里所致。临床见发病时短，泄泻呈水样便，腹痛肠鸣，脘闷纳差，畏寒或发热，肢体酸重等症状，舌苔多薄白腻，脉浮小弦紧或滑。治疗上当以解表散寒，疏利气机，和中化湿为原则。

抑肝扶脾法：湿为土病，土虚则肝木来乘，形成脾虚肝旺，症见胸胁胀闷或作痛，腹痛即泻，泻后痛减，纳差，脉弦。治疗当以抑肝扶脾，和中止泻为原则。

健脾利湿：脾喜燥恶湿，由于湿邪困脾，脾运失健，水谷混杂而下，并走肠道则成泄泻。临床多兼见肠鸣、肢体困倦，脘闷纳呆，或小便不利，舌苔白腻或厚腻，脉濡或滑。法从健脾理气，淡渗利湿，使水湿从小便而出，即所谓"利小便实大便"。

温中益脾法：此法用于脾胃虚寒，阳气不振，运化失常所致的泄泻。临床症见大便溏泻，迁延日久，泻为清溏便，面色萎黄，形瘦肢倦，舌淡苔白，脉细缓等症状。治疗以温中祛寒，健脾燥湿为原则。

温肾固涩法：张景岳认为“五更泻乃阳气未复，阴气极盛，命门火衰，胃关不固而生泄泻。”临床见黎明必泻，腹痛绵绵，腰酸肢冷，舌淡，脉沉迟无力。治疗当以温肾壮阳制水，佐以涩肠止泻为原则。

清热燥湿法：本法适用于湿热内阻肠胃。症见泻下急迫，粪色黄褐而臭，腹中雷鸣，肛门灼热，烦热口渴或溲黄，苔黄腻，脉滑数等。

温脾导滞法：本法用于治脾阳虚衰，输运力迟，阴寒内盛，寒湿与陈积互阻肠间，导致大便溏泻不爽，解时多见左少腹胀痛，舌苔薄腻或白腻，质偏淡，脉小弦滑。治疗以温脾导滞为原则，仿温脾汤之意。

升提酸收法：《医宗必读》曰“气属于阳，性本上升，胃气注迫，辄尔下陷。”《内经》曰“中气不足，溲便为之变。”临床可见久泻不止，形体消瘦，时或腹部坠胀，神疲乏力，脉缓或濡。宗“下者举之”之意，鼓舞胃气上腾，配伍酸收，以固涩其下。

其二，包括温振脾阳、燥湿运脾、温补肾阳、理气运脾、消食运脾、补脾益气、益胃养阴、抑木扶土等法。

温振脾阳：用于脾胃虚寒证。脾为太阴湿土，喜温恶寒，得阳方运，脾阳不足，则蒸腾鼓动无力，津液不布，凝聚为湿，症见大便溏泻，胃常隐痛，空腹痛重，肠鸣辘辘，喜温喜按，口淡不渴，形寒肢冷，舌淡苔白，脉沉缓。

燥湿运脾：用于脾为湿困证。小儿或因外感时令之邪，或因内伤于生冷瓜果，损伤脾胃，失运不及，津液不布，湿自内生。脾性喜燥而恶湿，湿性腻滞，蕴阻中焦则脾气受困，症见胸闷纳呆，泛恶呕吐，脘痞腹胀，口腻不渴，小便短少，大便泄泻，舌苔厚腻等。

温补肾阳：用于脾肾阳虚证。小儿脏腑娇嫩，腹泻迁延不愈，极易伤及脾肾，引起腹泻。肾阳虚则命门火衰、阳气不足，久泻则必致阳气下陷。脾肾阳虚泄泻患儿大多病程较长，症见久泻不止，便质清稀，完谷不化，或见脱肛，形寒肢冷，面色发白，精神萎靡，寐时露睛，舌淡苔白，脉细弱。脾肾阳虚泄泻，温中必兼温下，先后天并举，阳气相生互用，脾阳须得肾阳涵蒸，始得旋运，肾阳必赖脾阳充养，庶生生之气不息。

理气运脾：用于中焦气滞证。脾主健运，因食积或受寒，气机运行不利，则脾气郁遏，症见纳呆，脘腹作胀，叩之如鼓，腹痛明显，泻后痛减，治宜理气运脾。

消食运脾：用于饮食积滞证。脾性喜运恶滞，小儿饮食不节，或喂养不当，乳食停滞于胃脘，阻碍脾气，失其运达之能，症见不思乳食，腹痛肠鸣，泻后痛减，嗳气酸馊，泄下臭如败卵，常夹杂奶瓣或食物残渣，舌苔垢浊或厚腻，脉滑。治疗当以消食导滞，健运脾胃为原则。

补脾益气：用于脾气虚弱证。脾主运化升清，小儿脾常不足，脾气虚弱，清气不升，化生内湿，清气在下，则生飧泻，症见食少纳呆，形体消瘦，食后腹胀，倦怠乏力，大便溏泻，完谷不化，舌淡胖边有齿印，苔薄白，脉弱，指纹淡等。治疗当以补脾益气为原则，方选六君子汤加减。应注意，脾气虚弱，运化无力，补益之品多滋腻厚重，不可纯补，以致阻碍气机，故虽取补脾益气之大功，亦要配行气运脾开胃之品，方可增强疗效。

益胃养阴：用于脾胃阴虚证。因小儿形气未充，脾胃不健，若泄泻日久，脾阴不足，“不能为胃行其津液”，津液停聚，故致泄泻，若不及时纠正易发展为气阴两伤或阴竭阳脱证，此多见于泄泻后期。临床可见大便次数增多，便溏而无黏液，泻后不爽，伴口干烦热，形神萎顿，舌质干，苔黄而不腻或薄，指纹淡紫或淡白，脉细数。治疗当补运兼施，“一分津液便得一分生机”，护阴对于小儿泄泻的预后极其重要。

抑木扶土：用于肝旺乘脾证。《素问·气交变大论》记载岁木太过为“飧泄，食减”。小儿性情清灵活泼，因情志发病的较为少见，但小儿如阳初升，肝气有余乃为常见，肝阳偏亢，肝旺乘脾，则发为泄泻。现今小儿娇生惯养，或紧张之时，肝气胜，或脾虚而致肝木乘土，均导致清阳被遏，水谷不化，发生腹痛泄泻，临床表现为大便溏泻，胸胁胀闷，嗳气食少，每因抑郁压力，或恼怒激动时泄泻加重，腹中攻窜作痛，矢气频作，舌淡红，脉细弦。治疗应以疏肝健脾为原则，柔肝之体，泄肝之用以和中土。

四、治泻十法

不同医家提出不同治泻十法。

其一：

散寒化湿法（寒湿中阻型）：辨证寒湿外袭，脾失健运。治法散寒化湿，健脾助运。

清热（暑）利湿法（湿热下迫型）：辨证湿热下注，传化失常。治法清热利湿，调理胃肠。

消导和中法（食积停滞型）：辨证食积停滞，伤及胃肠。治法消食导滞，调和中焦。

健脾化湿法（湿盛困脾型）：辨证脾胃虚弱，湿困中州。治法补益脾胃，化湿止泻。

调和肝脾法（肝脾不和型）：辨证肝气横逆，脾失健运。治法调和肝脾，缓痛止泻。

温中健脾法（中焦虚寒型）：辨证中焦虚寒，运化失司。治法温中散寒，健脾助运。

健脾益胃法（脾胃虚弱型）：辨证脾胃虚弱，传导失常。治法健脾益胃，调中止泻。

补益心脾法（心脾两虚型）：辨证心脾两虚，传导失职。治法补益心脾，安神止泻。

温补脾肾法（脾肾阳虚型）：辨证脾肾阳虚，大肠失固。治法温补脾肾，固肠止泻。

升提固涩法（中气下陷型）：辨证脾气虚弱，中气下陷。治法升提固涩，健脾益气。

其二：

祛湿止泻法：泄泻之本多脾湿不运。此泄泻之病，多见泄水肠鸣，溺少，身重腹不痛，脉濡细。多由脾胃有湿，水谷不分，久雨潮湿，或运气湿土司令之时，所谓“湿胜则濡泄”。“治湿不利小便，非其治也”，当用淡渗利水之剂为之正法。代表方当为五苓散，以淡渗使湿从小便去，而实大便。

苦寒清热法：湿热之邪，或夏令暑湿伤及肠胃，传化失常而发泄泻，所谓“暴注下迫，皆属于热”。有火泻者，腹痛即泻，后去如汤，后重如滞，烦渴，水短赤，“火郁之发，民病注下，治以寒剂”。

疏利消导法：痰凝气滞，食积水停，皆令人泻，“实者泻之”“通因通用”。痰积者，其症胸满，时泻时止，或多或少，治以理气祛痰，代表方可选二陈汤加减；食积者，以消食导滞，和胃除湿。

升举阳气法：脾主营运，为健行希厚之土，肾主二便，借脾之真土之储藏，若脾肾气虚，则诸津液停聚为水，随升举之气下陷，湿病下注，宜升提，代表方选补中益气汤，鼓舞胃气上升，则湿下自止。

温运阳气法：“肾主大小便”“肾司开阖”，肾既虚衰，则命门之火熄矣，火熄水独治，故令人水泻不止，其交寅时而洞泄，肢冷形寒、腰酸，苔白脉沉细。火为土母，积虚者必挟寒，脾虚者当补火，“寒者温之”，脾肾俱虚，当肾健脾。

收敛固涩法：泻下有日，气散而不收，无能统摄，注泻何时而已，酸味能助收肃之权，散者收之也。又有滑脱者，久下不能禁固，注泻日久，甚至精力虚惫，形神枯萎，幽门道滑，虽投温补，未克奏功，需行涩剂，则变化不愆，揆度合节，所谓“滑者涩之”，治疗当以收敛固涩为宜。

养胃健脾法：有不思饮食，或饮食入胃即泻，水谷不化，面色萎黄，肢倦，时时泄薄，此乃脾虚泄泻之症，治疗当以健脾养胃，利湿止泻为宜。

解表化湿法："久风为飧泄"，是故虚邪之中人也，留而不去，可传于肠胃。有湿兼寒者，散寒化湿，除满健脾，调理脾胃，湿气内化，风寒外解，脾胃功能恢复而泄自止；有湿兼风者，则解表化湿。

活血化瘀法：慢性腹泻虚证居多，治用温补固涩，但亦有虚中挟湿，固泻后泄泻次数虽减少，而腹胀或痛，纳减不适，而有血瘀者，治疗当以养血和血为宜。

辛开苦降法："按之自濡，但气痞耳"，凡脾气虚弱，客邪乘虚而入，寒热互结，气不升降，清浊混淆而致肠胃不和，干呕肠鸣，下利，以和胃降逆，开结除痞，利止。

亦有医家按照渗利、升提、健脾、清凉、疏利、固湿、甘缓、平肝、酸收、温肾等治则，临床辨证治疗；或通过对历代医家治疗本病的文献研究发现，祛湿法、健脾法、补肾法、调肝法为最常用的治疗方法；或提出，初泻无论何种病因，治疗当随证选用淡渗、清利、疏利、甘缓、温中等治疗方法；久泻治疗当随证选用温肾、升提、酸收、固湿等治疗方法。

总之，本病以脾虚湿盛为根本病机，脾失健运为病机特点。故治疗当以运脾化湿为原则。兼见风邪为患，则佐以解表；兼见寒邪为患，则佐以温中；兼见食积不化者，则佐以运脾消食化积；兼见中焦虚弱者，则予以补气健脾益胃；久泻不止，甚至脱肛气陷者，则予以固涩止泻，益气升提。

正如《伤寒论》中所载：知犯何逆，随证治之。此外，当健脾、运脾灵活应用，久泻不可利小便，不轻易应用补涩之法，寒热虚实错杂证者当明辨。

第四节 辨证论治

一、辨证分型

（一）证治分型

关于泄泻的证治分型，历代书籍和医家各有不同。其中"脾泄、胃泄、大肠泄、小肠泄、大瘕泄"等记载于《难经》，以脏腑辨证为依据而分型。"太阴泄泻、阳明泄泻、太阳泄泻、厥阴泄泻、少阳泄泻、少阴泄泻"等记载于《伤寒论》，以六经辨证为依据而分型。"虚寒、实热积滞、湿阻气滞"的辨证分型，记载于《金匮要略》。"寒泻、热泻、湿泻、伤食泻、暑泻”的辨证分型，记载于《丹溪心法》。“伤食泄、气虚泄、真阴虚泄、气泄、风泄、肾泄、脾泄、暴泄、酒泄”的辨证分型，记载于《景岳全书》。“脾湿泄泻、肾虚泄泻、滑泻不止、冷气下泄、寒泻夹积”的辨证分型，记载于《普济本事方》。“水泻、火泻、伤食泻、中寒泻、飧泻、惊泻、脾虚泻”的辨证分型，记载于《医宗金鉴》。“湿胜泄泻、脏腑失调泄泻、脏腑奇脉虚衰泄泻”的辨证分型，则记载于《临证指南医案》。

现代医家在古人治泻分型的基础上，亦提出了不同的见解。根据小儿发病特点，可分湿热、风寒、伤食、脾虚四种常见证型，以及临床相对少见的脾肾阳虚、气阴两伤、阴竭阳脱等三种证型。依据久泻必伤及肾，将泄泻可分为脾虚、肾虚两类。有医家将泄泻分为风寒证、湿热证、脾虚证或风寒、湿热、寒湿、暑湿、伤食、脾胃虚弱（气虚、阳虚、阴虚）、肝气乘脾及脾肾阳虚等证型。或分为寒湿困脾、脏腑湿热、肠络瘀阻、食积停滞、肝旺脾虚、脾肾阳虚、脾阴亏虚、脾气下陷等证型。通过对大量治疗泄泻的文献研究统计分析得出，常见证型由高到低分别为脾胃虚弱、脾胃虚寒、肾阳虚衰、脾肾阳虚、脾虚湿盛、湿困脾胃、肾虚滑脱、食滞胃肠、肝郁脾虚、湿热内蕴等。根据肺与大肠相表里、心与小肠相表里为理论基础，泄泻从上焦心、肺论治，可分为肺病（气虚、阴虚、痰浊）及心病（血虚、阳虚、火旺、痰瘀）等证。根据RVE所呈现的临床表现，《中医儿科常见病诊疗指南（2012）》将小儿RVE分为湿热泻、风寒泻、伤食泻三类。

（二）辨证要点

1. 辨寒热虚实

粪质清稀如水，或稀薄清冷，完谷不化，腹中冷痛，肠鸣，畏寒喜温，常因饮食生冷而诱发者，多属寒证；粪便黄褐，臭味较重，泻下急迫，肛门灼热，常因进食辛辣燥热食物而诱发者，多属热证；病程较长，腹痛不甚且喜按，小便利，口不渴，稍进油腻或饮食稍多即泻者，多属虚证；起病急，病程短，脘腹胀满，腹痛拒按，泻后痛减，泻下物臭秽者，多属实证。

2. 辨泻下物

大便清稀，或如水样，泻物腥秽者，多属寒湿之证；大便稀溏，其色黄褐，泻物臭秽者，多系湿热之证；大便溏垢，完谷不化，臭如败卵，多为伤食之证。

3. 辨轻重缓急

泄泻而饮食如常为轻证；泄泻而不能食，消瘦，或暴泻无度，或久泄滑脱不禁为重证；急性起病，病程短为急性泄泻；病程长，病势缓为慢性泄泻。

4. 辨脾、肝、肾

稍有饮食不慎或劳倦过度泄泻即作或复发，食后脘闷不舒，面色萎黄，倦怠乏力，多属病在脾；泄泻反复不愈，每因情志因素使泄泻发作或加重，腹痛肠鸣即泻，泻后痛减，矢气频作，胸胁胀闷者，多属病在肝；五更泄泻，完谷不化，小腹冷痛，腰酸肢冷者，多属病在肾。

二、分型证治

（一）经典治疗

泄泻最早的治疗原则和方法源自《内经》，虽然没有明确的经文与之完全对应，但《素问·标本病传论》中指出，在泄泻发病与其他疾病存在先后不同发病时间时，当采取不同的治疗原则。对于“先病而后泄”的情况，应当探究其具体发病原因，针对具体病源辨证论治，达到“治其本”。对于“先泄而后生他病”的情况，在治疗原有泄泻疾病的基础上，当注重调整脏腑气血阴阳，兼顾治疗由此引起的其他并发症，从而使机体尽快恢复阴平阳秘的正常状态。

《伤寒论》张仲景提出了治利十三法。其中，“下利清谷，里寒外热，汗出而厥者”，采用回阳救逆法，方选通脉四逆汤。“下利三部脉皆平，按之心下坚者”的阳明腑实证者，及“下利谵语，有燥屎”的，因实热积滞所致的热结旁流，当采取通因通用之法，峻下热结，分别应用大承气汤及小承气汤治疗。“太阳与阳明合病”，随即出现下利者，当采取逆流挽舟法，似解表而实治里，葛根汤主之。脾胃虚寒，健运失职，不能温化腐熟水谷，清气不升，浊气不降出现的下利，当采取健脾燥湿法，理中汤主之。针对畏寒肢冷，下利滑脱，大便随矢气而排出的“气利”，当采取收敛固脱法，诃梨勒散主之。对于湿邪内蕴，气机不畅，水饮停滞胃肠的下利，采取当消胀行水，急开支河法，胃苓散主之，也即利小便实大便之法。对于脾肾阳虚，下痢日久，出现的虚寒血痢证，当采取温中涩肠法，桃花汤主之。此外还有坚阴止利法（葛根芩连汤）、辛开苦降法（半夏泻心汤）、清热解毒法（白头翁汤）、温里攻表法（四逆汤、桂枝汤）、破阴回阳法（白通汤）、清上温下法（麻黄升麻汤）等。《金匮要略·呕吐哕下利病脉证治》中提出了利小便实大便的治法，通过分利肠中湿邪，使大便内含水量及排便次数减少，达到利湿止泻的目的。《儒门事亲（卷十）》提出，“胃泄”者，给予化剂；“脾泄”者，辨证给予和剂、淡剂、甘剂、清剂；“大肠泄”者，先应用寒剂后应用甘剂。

总之，根据泄泻脾虚湿盛，脾失健运的病机特点，治疗应以运脾祛湿为原则。急性泄泻以湿盛为主，重用祛湿，辅以健脾，再依寒湿、湿热的不同，分别采用温化寒湿与清化湿热之法。兼夹表邪、暑邪、食滞者，又应分别佐以疏表、清暑、消导之剂。慢性泄泻以脾虚为主，当予运脾补虚，辅以祛湿，并根据不同证候，分别施以益气健脾升提，温肾健脾，抑肝扶脾之法，久泻不止者，尚宜固涩。同时还应注意急性泄泻不可骤用补涩，以免闭留邪气；慢性泄泻不可分利太过，以防耗其津气；清热不可过用苦寒，以免损伤脾阳；补虚不可纯用甘温，以免助湿。若病情处于寒热虚实兼夹或互相转化时，当随证而施治。

（二）现代中医治疗

1. 暴泻

1）寒湿证

症状：泻下清稀，甚至如水样，有时如鹜溏，腹痛肠鸣，脘闷食少，或兼有恶寒发热，鼻塞头痛，肢体酸痛，舌苔薄白或白腻，脉濡缓。

证机概要：寒湿之邪，困脾伤肠。

治法：芳香化湿，疏表散寒。

代表方：藿香正气散加减。

临证加减：若表邪较重，周身困重而骨节酸楚者，可加荆芥、防风以增疏风散寒之力。如湿邪偏重，胸闷腹胀尿少，肢体倦怠，苔白腻者，应着重化湿利湿，可用胃苓汤以健脾燥湿，淡渗分利。

2）湿热证

症状：腹痛即泻，泻下急迫，或泻而不爽，粪色黄褐而臭，烦热口渴，小便短赤，肛门灼热，舌质红，苔黄腻，脉濡数或滑数。

证机概要：感受湿热之邪，肠腑传化失常。

治法：清热利湿。

代表方：葛根芩连汤加减。

临证加减：若病情较轻者，可用六一散煎汤送服红灵丹。若湿重于热，证见胸腹满闷，口不渴，或渴不欲饮，舌苦微黄厚腻，脉濡缓者，可平胃散燥湿宽中。夹食滞者宜加神曲、麦芽、山楂以消食化滞。若发生在夏季盛暑之时，暑湿犯表，困遏脾胃，身热烦渴，胸闷脘痞，呕吐下利，即为暑湿泄泻，可用黄连香薷饮，清解暑热，化湿和中。若暑热偏重，身热烦渴，可加薄荷、荷叶、清豆卷增强清暑之力。

暑热偏重，身热烦渴，可加薄荷、荷叶、清豆卷增强清暑之力。

3）食滞证

症状：腹痛肠鸣，泻后痛减，泻下粪便臭如败卵，夹有不消化之物，脘腹痞满，嗳腐酸臭，不思饮食，舌苔垢浊或厚腻，脉滑大。

证机概要：宿食阻滞肠胃，脾胃运化失司。

治法：消食导滞。

代表方：保和丸加减。

临证加减：若食滞较重，脘腹胀满，泻下不爽者，可因势利导，采用通因通用之法，加大黄、枳实、槟榔，或用枳实导滞丸以消导积滞，清利湿热；积滞化热者，加黄连、山栀；呕吐者，加生姜、刀豆子、竹茹和胃降逆止呕。

2. 久泻

1）脾胃虚弱证

症状：大便时溏时泻，反复发作，稍有饮食不慎，大便次数即增多，夹见水谷不化，饮食减少，脘腹胀闷不舒，面色少华，肢倦乏力，舌质淡，苔白，脉细弱。

证机概要：脾胃虚弱，运化无权。

治法：健脾益气，渗湿止泻。

代表方：参苓白术散加减。

临证加减：若脾阳虚衰，阴寒内盛，伴见腹中冷痛，手足不温者，宜选附子理中丸加吴茱萸、肉桂以温中散寒止泻。若久泻不止，中气下陷，伴见滑脱不禁甚或脱肛者，可用补中益气汤益气升清，健脾止泻。若泄泻日久，脾虚夹湿，肠鸣辘辘，大便溏黏者，舌苔厚腻难化，或食已即泻者，应于健脾止泻药中加入升阳化湿的药物，如防风、羌活、苍术、厚朴，或改用升阳益胃汤加减，以升清阳，化湿浊。若大便泻下呈黄褐色，为内夹湿热，可于原方中加黄连、厚朴、地锦草等清热除湿；若湿热未尽，泄泻日久，便溏而黏，气阴两伤，形瘦乏力，舌瘦质淡红，苔薄黄腻者，可用益胃汤加乌梅、五倍子、石榴皮、焦山楂、黄柏等标本兼治。

2）肝气乘脾证

症状：肠鸣攻痛，腹痛即泻，泻后可缓，每因抑郁恼怒或情绪紧张而诱发，平素多有胸胁胀闷，嗳气食少，矢气频作，舌苔薄白或薄腻，脉细弦。

证机概要：肝失条达，横逆侮脾，脾运无权。

治法：抑肝扶脾。

代表方：痛泻要方加减。

临证加减：若肝体过虚，可加用当归、枸杞等柔肝之品；若肝用不足，可加柴胡、青蒿等疏肝之味；脾虚明显时，可加用茯苓、扁豆、山药等化湿健脾之药；胃纳不和，可加半夏、木香之品以和中，若肝泻日久，气郁不解，转入血络，脾土不疏，泄泻缠绵难遇，可从化瘀入手，用血府逐瘀汤。在化瘀法下，还可根据其寒热不同，选用少腹逐瘀汤或膈下逐瘀汤化裁治之，其效更显。若夹有湿热，大便夹有黏液，可加黄连、黄芩等清肠化湿；反复发作不已者，可适当加入酸涩收敛之品如乌梅、木瓜、诃子等；若脾气虚弱者，可加服参苓白术丸，证情平稳后，可服逍遥丸以善后。

3）肾阳虚衰证

症状：每于黎明之前，脐腹作痛，继则肠鸣而泻，完谷不化，泻后则安，形寒肢冷，腹部喜暖，腰膝酸软，舌质淡，苔白，脉沉细。

证机概要：命门火衰，脾失温养，水谷不化。

治法：温肾健脾，涩肠止泻。

代表方：四神丸加减。

临证加减：若肾阳虚衰明显，可加附子、肉桂等温肾之品；脾阳不足为著，可加干姜、莲子肉、芡实等暖脾止泻之味；内寒腹痛，可加川椒、茴香等散寒之药；泻次频多，加乌梅、石榴皮、五倍子等酸收之品；若年老体衰，久泻不止，中气下陷，宜加黄芪、党参、白术之类，或配合补中益气汤益气升阳，健脾止泻；若滑脱不禁者，合桃花汤或真人养脏汤以固涩止泻；若虽为五更泻，但脾肾阳虚不显，反见心烦嘈杂，而有寒热错杂之症者，治当寒温并用，温脾止泻，可改用乌梅丸加减。慢性泄泻，虚证居多，治用温补固涩，但亦有虚中夹实者，固涩后泄泻次数虽然减少，而腹胀或痛，纳减不适，有血瘀者，可用桂枝汤加当归、川芎、赤芍等，以养血和血。

（三）临证备要

1. 注意“风药”的临床运用

脾气不升是慢性泄泻的主要病机之一，湿是形成泄泻的病理因素之一。风药具有燥湿之性，风药轻扬升散，同气相召，脾气上升，运化乃健，湿见风则干，湿邪已祛，脾运得复，清气上升，泄泻自止。风药尚具有促进肝之阳气升发的作用，肝气升发条达，疏泄乃治。从现代医学观点来看，风药尚有抗过敏作用，而慢性泄泻者多与结肠过敏有关，故而有效。临床常用药有藿香、葛根、荆芥、防风、桔梗、白芷、藁本、升麻、柴胡、蝉蜕、羌活等。方剂可选藿香正气散、荆防败毒散、羌活胜湿汤等，如运用得当，效果明显。

2. 虚实夹杂者，寒热并用

慢性泄泻纯虚纯实者少，虚实夹杂者多。脾虚与湿盛是本病的两个主要方面。脾气虚弱，清阳不升，运化失常则生飧泄，治疗可用参苓白术散、理中汤等；若脾虚生湿，或外邪内侵，引动内湿，则虚中夹实，治当辨其湿邪夹热与夹寒之不同，临床一般以肠腑湿热最为常见，治疗当理中清肠，寒热并用，加用败酱草、红藤、黄柏、猪苓、茯苓等；寒湿偏重者则用苍术、厚朴、肉桂、陈皮、白术等。

3. 掌握通法在慢性泄泻中的运用时机

泄泻一证，其病位在肠腑。大肠为“传导之官”，小肠为“受盛之官”，前者司“变化”，后者主“化物”，一旦肠腑发生病变，必然“变化”无权，“化物”不能，于是曲肠盘旋之处易形成积滞痰饮浊毒。久之中焦脾胃渐亏，难以运化，或陈积未去，新积又生。故此，治疗诸多方法无效者，必有痰饮浊毒积滞肠腑。攻除积滞痰饮浊毒，攻补兼施，掌握好攻补的孰多孰少，乃为治疗难治性泄泻的出奇制胜之法。

4. 久泻使用化瘀之法，值得重视

辨证上应注意血瘀征象的有无。王清任的诸逐汤，结合临床，变通使用得当，往往可以获效。

（四）常用中成药

1. 藿香正气胶囊

具有解表化湿，理气和中之效，用于内伤湿滞引起的腹泻，即寒湿型泄泻。患者主要表现为大便稀溏如水，食欲差，呕吐，如兼有外感风寒，还可表现为恶寒发热，头痛昏重，舌苔白腻等。它常用于有前述表现的急性胃肠炎、胃肠型感冒、肠功能紊乱等的治疗，这些情况下，还可选用藿香正气水（以及液、丸、片等剂型）、纯阳正气丸、保济丸、痧药水等。

主要成分：白术（炒）、陈皮、厚朴（姜制）、白芷、茯苓、大腹皮、法半夏、甘草、广藿香、紫苏叶、桔梗、生姜、大枣。辅料为药用淀粉。

性状：本品为胶囊剂，内容物为棕色至棕褐色的粉末及颗粒；气香，味甜，微苦。

适应证及功能主治：解表化湿，理气和中。用于外感风寒，内伤湿滞，头痛昏重，胸膈痞闷，脘腹胀痛，呕吐泄泻。

规格型号：0.3 g×12 粒。

用法用量：口服，一次 4 粒，一日 2 次。

不良反应：尚不明确。

禁忌证：尚不明确。

注意事项：①饮食宜清淡。②不宜在服药期间同时服用滋补性中成药。③有高血压、心脏病、肝病、糖尿病、肾病等慢性病严重者、孕妇或正在接受其他治疗的患者，均应在医师指导下服用。④服药 3 d 后症状未改善，或出现吐泻明显，并有其他严重症状时应去医院就诊。⑤按照用法用量服用，小儿、年老体虚者应在医师指导下服用。⑥长期服用应向医师咨询。⑦药品性状发生改变时禁止服用。⑧儿童必须在成人的监护下使用。⑨请将此药品放在儿童不能接触的地方。⑩如正在服用其他药品，使用本品前请咨询医师或药师。

药物相互作用：如与其他药物同时使用可能会发生药物相互作用，详情请咨询医师或药师。

2. 葛根芩连丸

具有解表清热，燥湿止泻功效，用于表邪内陷，湿热阻肠引起的泄泻，即泻热型泄泻。患者主要表现为恶寒发热，大便次数增多，稀薄或泻出如水样，气味臭秽，腹部不适，舌苔黄腻等。它常用于有前述表现的急性胃肠炎、病毒性肠炎等的治疗，有类似治疗作用的还有香莲丸、芩连片、肠胃康冲剂（颗粒）以及复方黄连素片等中成药。

主要成分：葛根、黄芩、黄连、甘草（炙）。

性状：本品为暗棕褐色至类黑色微丸；气微，味苦。

适应证及功能主治：解肌透表，清热解毒，利湿止泻。用于湿热蕴结所致的泄泻腹痛，便黄而黏，肛门灼热；及风热感冒所致的发热恶风、头痛身痛。

规格型号：1 g×15 袋。

用法用量：口服。一次 3 g；小儿一次 1 g，一日 3 次；或遵医嘱。

不良反应：尚不明确。

禁忌证：尚不明确。

注意事项：①饮食宜清淡，禁食生硬、油腻、难消化食物。②有慢性结肠炎、溃疡性结肠炎便脓血等慢性病史者，患泄泻后应去医院就诊。③脾胃虚寒腹泻者不适用。④有高血压、心脏病、肝病、糖尿病、肾病等慢性病严重者应在医师指导下服用。⑤儿童、孕妇、哺乳期妇女、年老体弱者应在医师指导下服用。⑥服药 3 d 症状无缓解，应去医院就诊。⑦对本品过敏者禁用，过敏体质者慎用。⑧本品性状发生改变时禁止使用。⑨儿童必须在成人监护下使用。⑩请将本品放在儿童不能接触的地方。⑪如正在使用其他药品，使用本品前请咨询医师或药师。

药物相互作用：如与其他药物同时使用可能会发生药物相互作用，详情请咨询医师或药师。

3. 参苓白术片

具有健脾补肺，和胃渗湿之功效，用于脾胃虚弱型泄泻。患者主要表现为大便时溏时泻（编者注：便溏是指大便不成形，但未必稀），迁延反复，神疲倦怠，面黄消瘦，肢体乏力，舌淡苔薄白等。它常用于由前述表现的慢性肠胃炎、消化不良等的治疗。同样情况下可选用的其他中成药还有补脾益肠丸、附子理中丸、固肠止泻丸等。

主要成分：党参、茯苓、白术（炒）、山药、白扁豆（炒）、莲子（炒）、薏苡仁（炒）、砂仁、桔梗、炙甘草、陈皮。

性状：本品为糖衣片（或薄膜衣片），除去包衣后显棕黄色至黄棕色；气香，味微甜。

适应证及功能主治：健脾、益气。用于体倦乏力，食少便溏。

用法用量：口服，一次6～12片，一日2次，小儿酌减。

不良反应：尚不明确。

禁忌证：尚不明确。

注意事项：①泄泻兼有大便不通畅，肛门有下坠感者忌服。②服本药时不宜同时服用藜芦、五灵脂、皂荚或其制剂。③不宜喝茶和吃萝卜以免影响药效。④不宜和感冒类药同时服用。⑤高血压、心脏病、肾脏病、糖尿病严重患者及孕妇应在医师指导下服用。⑥本品宜饭前服用或进食同时服。⑦按照用法用量服用，小儿应在医师指导下服用。⑧服药二周后症状未改善，应去医院就诊。⑨对本品过敏者禁用，过敏体质者慎用。⑩本品性状发生改变时禁止使用。⑪儿童必须在成人监护下使用。⑫请将本品放在儿童不能接触的地方。⑬如正在使用其他药品，使用本品前请咨询医师或药师。

药物相互作用：如与其他药物同时使用可能会发生药物相互作用，详情请咨询医师或药师。

4. 香砂六君丸

具有益气健脾，理气和胃之功效，用于脾虚湿困型腹泻。患者主要表现为大便稀溏，腹胀痛，嗳气，呕吐，恶心，食欲不振，头晕肢乏，舌淡苔白腻等。它常用于由前述表现的慢性胃肠炎、消化不良等的治疗。与香砂六君丸功效相似的备选中药还有香砂养胃丸、六君子丸、健脾益生丸等。

主要成分：木香、砂仁、党参、白术（炒）、茯苓、炙甘草、陈皮、半夏（制）、生姜、大枣。

性状：本品为棕色的浓缩丸；气微香，味微甜、辛。

适应证及功能主治：益气健脾，和胃。用于脾虚气滞，消化不良，嗳气食少，脘腹胀满，大便溏泄。

用法用量：口服。一次12丸，一日3次。

不良反应：尚不明确。

禁忌证：孕妇忌服。

注意事项：①忌食生冷油腻不宜消化食物。②不适用于口干，舌少津，大便干者。③不适用于急性胃肠炎，主要表现为恶心，呕吐，大便水泻频频，脘腹作痛。④小儿用法用量，请咨询医师或药师。⑤服药 3 d 症状并无改善，或出现其他症状时，应立即停用并到医院诊治。⑥对本品过敏者禁用，过敏体质者慎用。⑦本品性状发生改变时禁止使用。⑧儿童需在成人的监护下使用。⑨请将本品放在儿童不能接触的地方。⑩如正在使用其他药品，使用本品前请咨询医师或药师。

药物相互作用：如与其他药物同时使用可能会发生药物相互作用，详情请咨询医师或药师。

5. 健脾丸

具有益气健脾，消食导滞之功效，主治脾虚夹滞致泄泻。患者主要表现为恶心，厌食，腹胀满，神疲乏力，大便溏薄，解而不畅，舌苔薄腻，与之功效相近的有人参健脾丸、启脾丸、枳实丸等。

主要成分：党参、白术（炒）、陈皮、枳实（炒）、山楂（炒）、麦芽（炒）。

性状：本品为深棕色的浓缩丸，味微酸，稍苦。

适应证及功能主治：健脾开胃。用于脾胃虚弱，脘腹胀满，食少便溏。

用法用量：口服，一次 8 丸，一日 3 次。

不良反应：尚不明确。

禁忌证：尚不明确。

注意事项：①饮食宜清淡，忌酒及辛辣、生冷、油腻食物。②有高血压、心脏病、肝病、糖尿病、肾病等慢性病严重者应在医师指导下服用。③儿童、孕妇、哺乳期妇女、年老体弱者应在医师指导下服用。④服药 3 天症状无缓解，应去医院就诊。⑤对本品过敏者禁用，过敏体质者慎用。⑥本品性状发生改变时禁止使用。⑦儿童必须在成人监护下使用。⑧请将本品放在儿童不能接触的地方。⑨如正在使用其他药品，使用本品前请咨询医师或药师。

药物相互作用：如与其他药物同时使用可能会发生药物相互作用，详情请咨询医师或药师。

三、临床资料

泄泻发病当辨急缓、辨寒热、辨病变部位。在顾护脾胃之气当基础上，对于急性腹泻，首当分清属寒属热；对于慢性腹泻，当辨清合并受累脏腑；对于腹泻反复发作，日久不愈，治疗过程中除健脾祛湿外，应酌以疏肝行气解郁，调畅脏腑气机。泄泻由于感受湿邪，脾土受损而致。治疗过程中，不可见泻止泻，尤其暴泄不可滥用固涩之法。治疗当以利湿为其主要治则，并佐以甘味药、苦味药以补脾、清热，酌用补气升阳、祛风胜湿药物以健脾止泻。在治疗泄泻的过程中，当配伍应用风药。如为外感风邪，当酌情配伍祛风胜湿药物；如为中气不足，脾胃虚弱，当酌情配伍升阳益胃药；如为肝气不舒，横逆犯脾，当酌情配伍疏肝行气，健脾和胃药物。

临床试验证实：采用藿香正气散中药配方颗粒加减（藿香、紫苏、白芷、大腹皮、厚朴、陈皮、桔梗、半夏、白术、茯苓、甘草、生姜、大枣）治疗小儿轮状病毒性肠炎，与对照组常规治疗比较，结果治疗组总有效率95.24%，对照组总有效率74.42%。

应用理中汤加味（党参、白术、干姜、台乌、桂枝、云苓、薏苡仁、甘草、诃子，重症加附片）治疗小儿轮状病毒性肠炎40例，结果总有效率为87.5%。

观察葛根芩连汤加减治疗湿热型轮状病毒性肠炎的临床疗效研究显示，与利巴韦林颗粒对照，疗程均为3 d。结果两组总有效率分别为96.4%、78.57%。

苍苓散（苍术、茯苓、厚朴、陈皮、山楂炭、甘草、葛根、黄芩、凤尾草、火炭母、鸡蛋花）治疗轮状病毒性肠炎湿热证临床疗效可靠，能迅速达到止泻、消除腹胀、改善患儿食欲、缩短病程、减少住院时间的疗效。

由于小儿脾常不足，泄泻之本在于脾虚，以参苓白术散为基础方，根据风寒证、伤食证及脾虚证的不同，随症加减用药，临床疗效确切，总有效率为93.3%。

用健脾化湿汤（白术、山药、莲子、茯苓、炒薏苡米、炒扁豆、砂仁、大腹皮、煨葛根、甘草）治疗9个月至7岁腹泻患儿。治愈率42.3%，好转率48.1%，总有效率90.4%。

此外，芪斛楂颗粒、枫蓼肠胃康合剂、香连片、胃肠安丸、藿香正气口服液、双苓止泻口服液等中成药在治疗轮状病毒性肠炎中，疗效确切。

第五节　中医外治法

一、小儿推拿治疗

小儿推拿是建立在中医学整体观念的基础上，以阴阳五行、脏腑经络等学说为理论指导，运用各种手法刺激穴位，使经络通畅、气血流通，以达到调整脏腑功能、治病保健目的的一种方法。小儿推拿的治疗体系形成于明代，以《保婴神术按摩经》等小儿推拿专著的问世为标志。小儿推拿的穴位有点状穴、线状穴、面状穴等，在操作方法上强调轻快柔和、平稳着实，注重补泻手法和操作程序，对常见病、多发病均有较好疗效，对消化道病症疗效尤佳。“治病必求其本”是中医辨证施治的基本原则，也是推拿治病的根本原则。求本，是指治病要了解疾病的本质，了解疾病的主要矛盾。就推拿临床具体而言，疾病病理变化过程中的主要矛盾和次要矛盾，主要矛盾是本；病变部位和症状表现部位，病变部位是本。

（一）补脾经

穴位：脾经。

位置：小儿拇指螺纹面。

手法：将患儿拇指屈曲，循拇指桡侧边缘由远端向掌根方向直推为补，称补脾经；在拇指末节螺纹面作旋推法，亦称为补脾经，100～300次。拇指伸直，由指根方向推至指端方向为清，称清脾经，来回推之为清补。

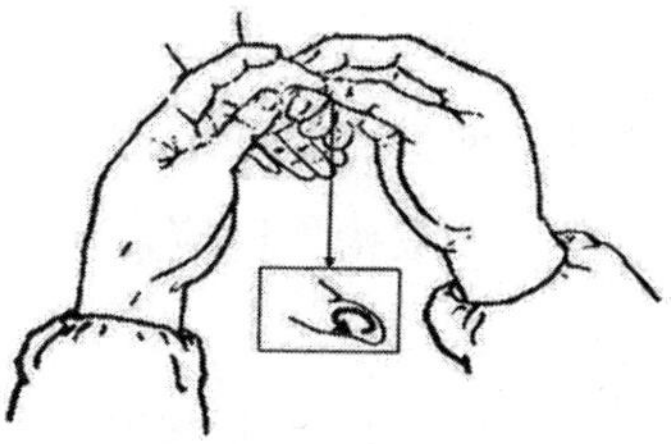

图3－1　补脾经

作用：主治腹泻，便秘，食欲不振，消化不良等。如图3－1。

（二）清大肠

穴位：大肠。

位置：在食指桡侧缘，自指尖至指根成一直线，属线形穴位。

手法：将小儿食指固定于术者左手虎口内，以右手拇指外侧缘推之。自指尖推向指根称补大肠，自指根推向指尖称泻大肠，来回推称清大肠，100～500次。

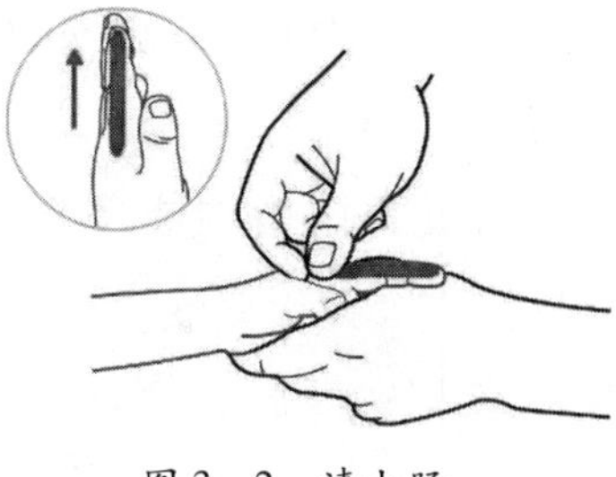

图3－2　清大肠

作用：主治积食，口疮，痢疾，泄泻，肛门红肿，脱肛，翻肛，便秘。如图3－2。

（三）揉板门

穴位：板门。

位置：在拇指下，手掌大鱼际平面。

手法：以指端在大鱼际平面的中点做揉法，称揉板门，100～500次。

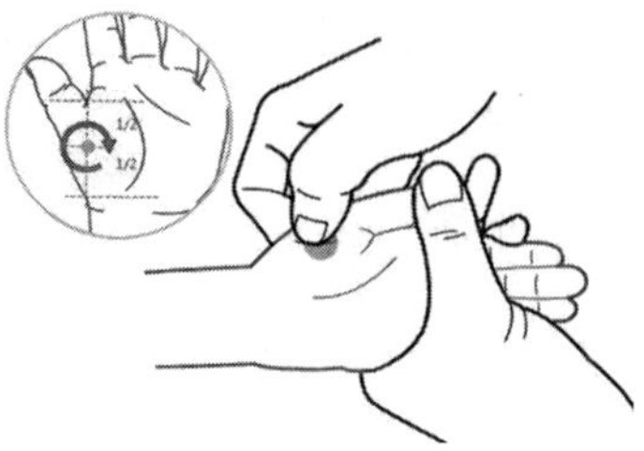

图3－3　揉板门

作用：主治食欲不振，呕吐，泄泻，感冒发热，高热不退，阴虚内热，疹痘潮热不退或疹痘后低热，烦躁不安，口臭，鼻出血，鼻腔炎，上牙龈红肿，光面舌，苔厚等。如图3－3。

（四）运内八卦

穴位：内八卦。

位置：手掌面，以掌心为圆心，从圆心至中指指根横纹约2/3处为半径作圆周，此圆周即内八卦。

手法：术者左手托小儿四指，使掌心向上，右手以拇指外侧缘在穴上推运，顺时针方向推运称顺运内八卦；逆时针方向推运称逆运内八卦。因离宫属心、膻中，不宜刺激发动，故操作时应盖住或轻运离宫。100～300次（离宫穴在中指直下，于内八卦相交处）。

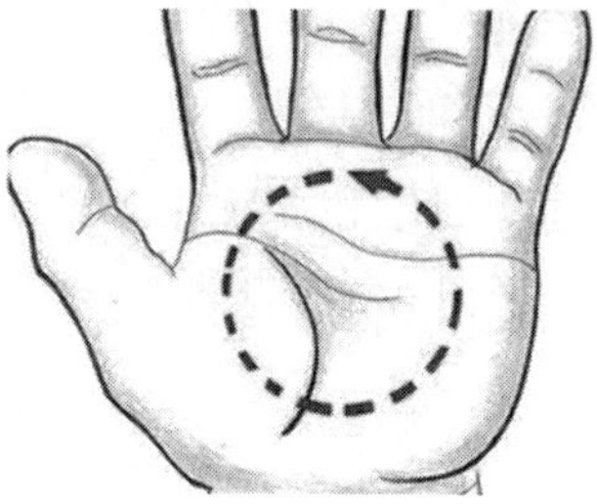
图3－4　运内八卦

作用：主治咳嗽痰喘，呕吐，食积，食欲不振，腹泻，腹胀，烦躁不安等。如图3－4。

（五）揉中脘

穴位：中脘。

位置：中脘穴在剑突（即胸骨下端）与肚脐的中点。

手法：用指端或掌根按揉，称揉中脘，100～300次。

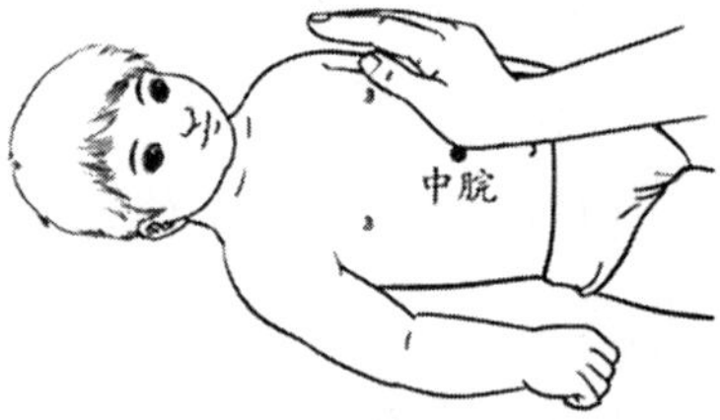

图3－5　揉中脘

作用：健脾和胃，消食和中，对腹胀，腹痛，泻泄，呕吐，食欲不振等有效。如图3－5。

（六）揉天枢

穴位：天枢。

位置：天枢穴在肚脐旁开三横指（宝宝的手指）处。

手法：用指端揉或按，称揉天枢，左右各一点揉100～300次。

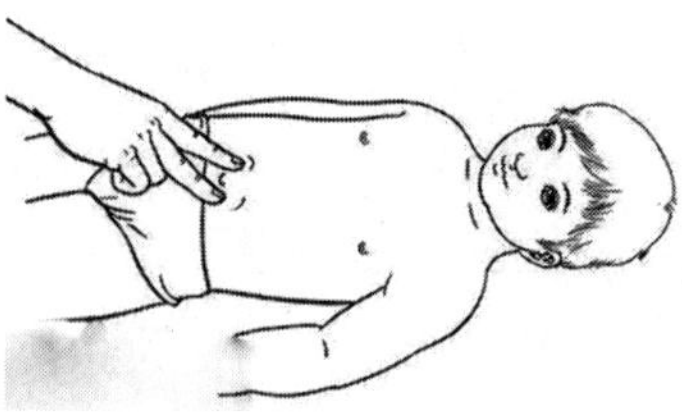
图3－6　揉天枢

作用：梳理大肠，理气消滞，主治腹泻，痢疾，腹痛，食积，腹胀，便秘。如图3－6。

（七）揉龟尾

穴位：龟尾。

位置：尾骨末端就是龟尾。

手法：用拇指端或中指端揉，称揉龟尾，100～300次。

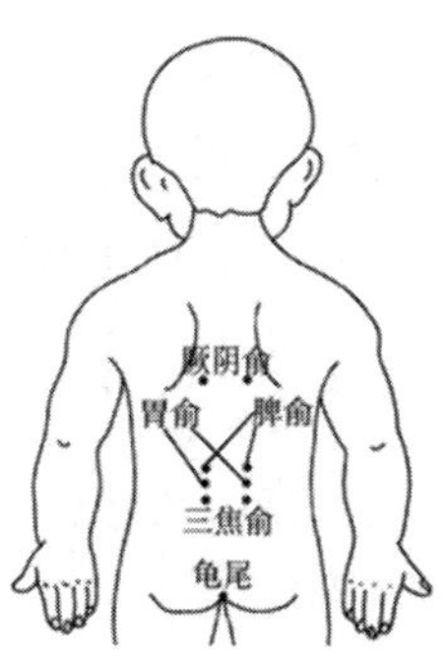

图3－7　揉龟尾

作用：揉龟尾能通调督脉之经气、调理大肠，对止泻、通便有一定效果。如图3－7。

二、针灸治疗

针灸是针法和灸法的总称。针法是指在中医理论的指导下把针具（通常指毫针）按照一定的角度刺入患者体内，运用捻转与提插等针刺手法来对人体特定部位进行刺激从而达到治疗疾病的目的。刺入点称为人体腧穴，简称穴位。根据最新针灸学教材统计，人体共有361个正经穴位。灸法是以预制的灸炷或灸草在体表一定的穴位上烧灼、熏熨，利用热的刺激来预防和治疗疾病。通常以艾草最为常用，故而称为艾灸，另有隔药灸、柳条灸、灯芯灸、桑枝灸等方法。如今人们生活中经常用到的多是艾条灸。

针灸由“针”和“灸”构成，是东方医学的重要组成部分之一，其内容包括针灸理论、腧穴、针灸技术以及相关器具，在形成、应用和发展的过程中，具有鲜明的中华民族文化与地域特征，是基于中华民族文化和科学传统产生的宝贵遗产。

（一）肝气郁滞型

针灸治疗以三阴交、足三里、天枢、大肠俞为主穴，配穴：期门、行间、阳陵泉。三阴交为足太阴脾经腧穴，起到健脾化湿，调整脾胃的作用，它又是肝脾肾三条阴经的交会穴，同时可以补肝益肾，健脾化湿而止泻；大肠为“传导之官”，天枢为大肠之募穴，主“泄泻，水利不止”，与大肠俞一起“俞募配穴”共治大肠腑病，调节大肠气机，恢复其正常传导功能；足三里为足阳明胃经的合穴，“合主逆气而泻”“五脏六腑之气皆秉于胃”，可以调节中焦，升清降浊。肝募期门以疏肝行气，“实则泻其子”，取足厥阴肝经子穴行间和足少阳胆经合穴阳陵泉，表里经穴相配，共同疏肝解郁，行气止泻。

（二）脾肾阳虚型

选穴，主穴：三阴交、足三里、天枢、大肠俞；配穴：气海、关元、中脘、脾俞、肾俞。气海、关元二穴运用灸法，温煦命门之火，共同扶正健脾，益气温肾，固脱止泻；脾俞、肾俞温补脾肾之阳；中脘为腑会，又为胃之募穴，能和胃气、理中焦、调升降，腑气得通，清浊得分，则泄泻可止。

（三）胃肠湿热型

胃肠湿热型主症，腹痛即泻，泻下急迫，粪色黄褐臭秽，肛门灼热，伴发热，舌红苔黄腻，脉濡数。选穴，主穴：三阴交、足三里、天枢、大肠俞；配穴：曲池、内庭、上巨虚。曲池为手阳明大肠经的合穴，内庭为足阳明胃经的荥穴，“荥主身热，合主逆气而泻”，二穴可清利胃肠湿热，上巨虚为手阳明大肠经的下合穴，“合治六腑”，三穴一同清热利湿，祛邪止泻。

（四）脾胃虚弱型

针刺主穴：足三里（双）、天枢（双）。配穴：中脘。中脘为腑会，又为胃之募穴，能和胃气、理中焦、调升降，腑气得通，清浊得分，则泄泻可止。

（五）肝郁脾虚型

针灸取穴：中脘、天枢、足三里。配穴：期门、太冲。期门、太冲两穴合用泻肝胆，降气逆。

对腹泻不同证型的治疗分析得知，主穴以天枢、足三里两穴应用频次最高；天枢为胃经之穴，又为大肠募穴，具有敛肠止痛之功；足三里乃胃经下合穴，为治疗腹痛要穴，具有调理脾胃，扶正培元，通经活络之功，因此这两穴可作为针灸治疗腹泻的基础穴，并可随症选穴。配穴：肝郁脾虚型配期门、行间、阳陵泉。肝募期门以疏肝行气，“实则泻其子”，取足厥阴肝经子穴行间和足少阳胆经合穴阳陵泉，表里经穴相配，共同疏肝解郁，行气止泻。脾肾阳虚型配气海、关元、中脘、脾俞、肾俞。气海、关元温煦命门之火，共同扶正健脾，益气温肾，固脱止泻；脾俞、肾俞温补脾肾之阳；中脘为腑会，又为胃之募穴，能和胃气，理中焦，调升降，腑气得通，清浊得分，则泄泻可止。胃肠湿热型配曲池、内庭、上巨虚。曲池为手阳明大肠经的合穴，内庭为足阳明胃经的荥穴，“荥主身热，合主逆气而泻”，二穴可清利胃肠湿热，上巨虚为手阳明大肠经的下合穴，“合治六腑”，三穴一同清热利湿，祛邪止泻。脾胃虚弱型配中脘。肝郁脾虚型配期门、太冲。期门、太冲两穴合用泻肝胆，降气逆。

大量临床研究证明针灸治疗腹泻具有显著临床疗效。针灸可以调节肠道蠕动，改善腹泻症状；并调整患者精神心理状态及生活质量。针灸治疗腹泻在治愈率及总有效率方面优势高于常规药物治疗，而且在排便次数、粪便性状、远期疗效等方面都有较好的疗效。与药物治疗相比，针刺治疗该病没有或几乎没有毒副作用，更具有突出的优势和特色。然而针灸在治疗腹泻还存在一些问题：①在本病的疗效评估上没有统一的疗效标准；②本病没有一个标准的证型分型；③本病对受试者的纳入只是以症状为标准，没有统一的纳入标准。本病证型较多，因此在今后的研究中应向规范化发展，统一证型分型及症状标准。治疗上采用多样化的治疗方式，在针灸的基础上配合其他疗法，如饮食、情志调节等综合治疗以提高临床疗效，是可供研究者参考的方向。

毫针疗法、水针疗法（腧穴注射疗法、穴注疗法）、艾灸疗法、光针疗法（激光针灸)、磁穴疗法（经络磁场疗法）、头针疗法等均在临床中广泛开展应用。针刺治疗小儿腹泻的临床研究显示，对照组通过选取四缝、足三里为主穴，并根据不同的临床证型辨证取穴，与常规西药治疗的对照组比较，结果两组总有效率为93.5%、73.5%，治疗组明显优于对照组。采用分手阴阳、捏脊、补大肠、揉外劳宫、补脾经等手法治疗，并辨证加减按摩穴位，有效率为100%。将腹泻患儿分为湿热、寒湿、伤食、脾虚及脾肾阳虚等五个证型，分别采取不同的推拿处方辨证治疗。结果显示，辨证推拿临床疗效肯定，总有效率95%（其中治愈率83%，有效率12%，无效率5%），尤其寒湿型、伤食型推拿治疗效果显著。

三、耳针治疗

（一）耳廓与经脉的关系

从历史文献中可以看到，耳与经脉是有着密切关系的，早在马王堆帛书《阴阳十一脉灸经》中就提到了与上肢、眼、颊、咽喉相联系的“耳脉”。到了《内经》时期，不仅将“耳脉”发展成了手少阳三焦经，而且对耳与经脉、经别、经筋的关系都作了比较详细的记载在十二经脉循行中，有的经脉直接入耳中，有的分布在耳廓周围。如手太阳小肠经、手少阳三焦经、足少阳胆经等经脉、经筋分别入耳中，或循耳之前、后；足阳明胃经、足太阳膀胱经则分别上耳前，至耳上角；手阳明大肠经之别络入耳合于宗脉。六条阴经虽不直接入耳或分布于耳廓周围，但均通过经别与阳经相合。因此，十二经脉均直接或间接上达于耳。所以《灵枢·口问》说：“耳者，宗脉之所聚也。”《灵枢·邪气脏腑病形》亦说：“十二经脉，三百六十五络，其血气皆上于面而走空窍。其精阳气上走于目而为睛，共别气走于耳而为听。”

临床实践中发现，接受耳针或耳穴贴压治疗的患者，有轻微的触电或气体流动或一股发热暖流感由耳廓沿着一定路线向身体的某一部位放射，其经过路线大部分与经脉循行的路线相似。如对针刺经穴循经感传显著的受试者、刺激耳穴时出现循经感传进行了观察。在104次的测试中，90次所诱发的感传的循行路线与耳穴刺激互有特异的对应关系，约占86.5%，其余14例感传系沿着同名经、表里经或其他无关经脉的路线循行。由此可见，耳与十二经脉的关系十分密切。故而刺激耳廓上的耳穴，具有疏通经络，运行气血的功能，从而达到防治疾病的目的。

（二）耳廓与脏腑的联系

耳与五脏六腑的关系十分密切，是机体体表与内脏联系的重要部位。在经典著作中，有关耳与脏腑的关系论述很多。如《素问·金匮真言论》说：“南方赤色，入通于心，开窍于耳，藏精于心。”《灵枢·脉度》亦说：“肾气温于耳，肾和则耳能闻五音矣。”《难经·四十难》也说：“肺主声，故令耳闻声。”后世医著在论述耳与脏腑的关系时更为详细，如《千金方》中说“……神者，心之脏……心气通于舌，非窍也，其通于窍者，寄见于耳，荣华于耳。”《证治准绳》也说：“肾为耳窍之主，心为耳窍之客。”《厘正按摩要术》中进一步将耳背分为心、肝、脾、肺、肾五部，其云：“耳珠属肾，耳轮属脾，耳上轮属心，耳皮肉属肺，耳背玉楼属肝。”以上这些论述，体现了耳与脏腑在生理方面是息息相关的。临床用电针刺激耳穴胃区，观察对人体胃电的影响。实验结果表明，针刺耳穴胃区对胃电的波幅和频率，其效应呈良性双向性调整作用，即针前胃电波幅和频率偏低者，针后可提高；针前偏高的针后则能降低。提示针刺耳穴胃区对病理状态下的胃、十二指肠具有良好的改善功能，有恢复其机能正常的作用，说明针刺耳穴胃区对胃功能调整有相对的特异性，更加证实了耳穴和内脏之间存在着密切联系。因此针刺或贴压耳穴可调节脏腑和器官功能活动，从而治疗疾病。

（三）耳廓与神经的关系

耳廓的神经很丰富，有来自脊神经颈丛的耳大神经和枕小神经；有来自脑神经的耳颞神经、面神经、舌咽神经、迷走神经的分支以及随着颈外动脉而来的交感神经。

分布在耳廓上的四对脑神经及两对脊神经和中枢神经系统均有联系，如分布在耳廓的耳额神经属三叉神经下颌支的分支，除司咀嚼运动和头面感觉外，还与脊髓发生联系；面神经除司面部表情肌运动外，还管理一部分腺体。延髓发出的迷走神经和舌咽神经对呼吸中枢、心脏调节中枢、血管运动中枢、唾液分泌中枢（呕吐、咳嗽中枢）等都有明显的调节作用。来自脊神经的耳大神经、枕小神经除管理躯干、四肢、骨关节肌肉运动以外，还支配五脏六腑的运动。由脑、脊髓部发出的副交感神经和脊髓胸、腰部发出的交感神经（分布在耳廓上的迷走神经属副交感神经，交感神经在耳廓上伴动脉分布）所组成的内脏神经，对全身的脏器几乎有双重支配作用，两者互相抵抗，而又互相协调，共同维持全身脏腑和躯干四肢的正常运动。

从耳廓神经分布看出，耳廓与全身有密切联系。从耳廓神经分布的显微观察，更可以看出耳廓和神经系统有密切联系。神经进入耳廓后，从表皮至软骨膜中会有各种神经感受器：游离丛状感觉神经末梢、毛囊神经感觉末梢及环层小体；耳肌腱上和耳肌中存在有单纯型和复杂型丛状感觉神经末梢、高尔基型腱器官、露菲尼样末梢及肌梭。由于耳廓含有浅层和深层感受器，在耳穴治疗中如手法行针、耳穴按压、电脉冲、激光、磁力线等不同刺激方法出现的“得气”，可能是兴奋了多种感觉器尤其是痛觉感觉器，接受和传递各种感觉冲动汇集到三叉神经脊束核。然后由该核传递冲动至脑干的网状结构，从而对各种内脏活动和各种感觉机能的调节起到重要的影响。

（四）耳穴的部位和主治

与轮状病毒性肠炎相关的治疗取穴如图 3－8。

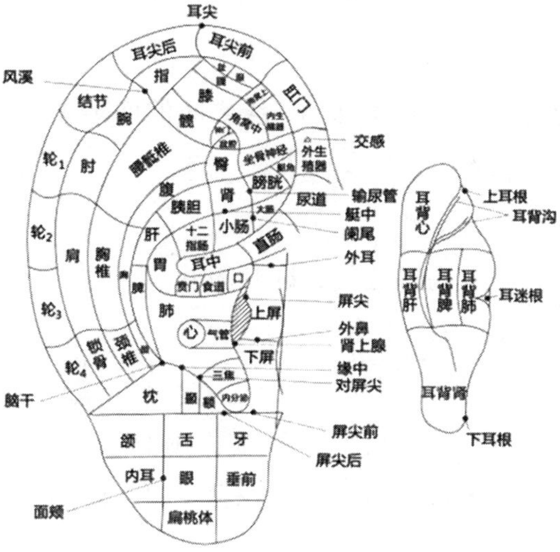

图 3－8　耳穴图

1. 直肠

耳轮穴位。在耳轮脚棘前上方的耳轮处，即耳轮 2 区。主治便秘，腹泻，脱肛，痔疮。

2. 腹

对耳轮穴位。在对耳轮体前部上 2/5 处，即对耳轮 8 区。主治腹痛，腹胀，腹泻，急性腰扭伤，痛经，产后宫缩痛。

3. 交感

对耳轮穴位。在对耳轮下脚末端与耳轮内缘相交处，即对耳轮 6 区前端。主治胃肠痉挛，心绞痛，胆绞痛，肾绞痛，自主神经功能紊乱，心悸、多汗、失眠等。具有调节交感和副交感神经系统的功能，缓解平滑肌痉挛和调节血管舒缩，对内脏器官有较强的镇痛作用。

4. 皮质下

对耳屏穴位。在对耳屏内侧面，即对耳屏 4 区。主治痛症，间日疟，神经衰弱，假性近视，胃溃疡，腹泻，高血压病，冠心病，心律失常。有调节大脑皮质的兴奋与抑制的功能，具有益脑安神，消炎止痛，止呃止呕，苏厥救脱的作用。

5. 胃

耳甲穴位。耳轮脚消失处，即耳甲 4 区。和胃降逆，解痉止痛。主治胃炎，胃溃疡，失眠，牙痛，消化不良，恶心呕吐。

6. 十二指肠

在耳轮脚及部分耳轮与AB线之间的后1/3处，即耳甲5区。主治十二指肠球部溃疡，胆囊炎，胆石症，幽门痉挛，腹胀，腹泻，腹痛。

7. 大肠

耳甲穴位。在耳轮脚及部分耳轮与AB线之间的前1/3处，即耳甲7区。主治腹泻，便秘，痢疾，咳嗽，痤疮。

8. 阑尾

耳甲穴位。在小肠区与大肠区之间，即耳甲6、7区交界处。主治单纯性阑尾炎，腹泻，腹痛。

9. 肾

耳甲穴位。在对耳轮下脚下方后部，即耳甲10区。主治腰痛，耳鸣，神经衰弱，水肿，哮喘，遗尿症，月经不调，遗精，阳痿，早泄，眼病，五更泻。补肾益精，通利水道，明目聪耳，扶正抗衰。

10. 脾

耳甲穴位。在BD线下方，耳甲腔的后上部，即耳甲13区。主治腹胀，腹泻，便秘，食欲不振，功能性子宫出血，白带过多，内耳眩晕症，水肿，痞证，内脏下垂，失眠。

11. 耳背脾

耳背穴位。在耳背中央部，即耳背3区。主治胃病，消化不良，食欲不振，腹胀，腹泻。

四、穴位贴敷治疗

穴位贴敷治疗，是一种把中药加工后研成极细粉末，加入酒、醋、药汁等介质，调制成不同形状的半固体，并直接贴敷于特定穴位上，通过局部吸收及人体经络循行原理途径，发挥药物治疗作用的外治方法。该法历史悠久、操作简便、高效无痛、应用广泛，尤其适用于治疗婴幼儿疾病。常用穴位如下：

（一）神阙穴

别名：脐中。

位置：位于脐窝正中。

经属：任脉。

功用：温阳救逆，利水固脱。

主治：腹痛，泄泻，脱肛，水肿，虚脱。

配穴举例：配关元，治泄泻（《针灸资生经》）；温补肾阳的作用，主治久泄不止，肠鸣腹痛。配百会、膀胱俞治脱肛（《针灸集成》）；升阳举陷，回阳固脱的作用，主治脱肛。配石门，治水肿，小便不利（《腧穴学》）；温阳利水，通经行气的作用，主治大腹水肿，小便不利。

操作：因消毒不便，故一般不针，多用艾条灸或艾炷隔盐灸、贴敷。

（二）涌泉穴

别名：地冲穴。

位置：位于足前部凹陷处第2、3趾趾缝纹头端与足跟连线的前1/3处，当你用力弯曲脚趾时，足底前部出现的凹陷处就是涌泉穴。

经属：属于足少阴肾经。

功用：滋阴息风，醒脑开窍。

主治：休克，高血压，失眠，癔病，癫痫，小儿惊风，神经性头痛，遗尿，尿潴留等，为急救穴之一。涌泉穴药物敷贴是临床常用的治疗方法之一。

配穴举例：涌泉穴配然谷穴治喉痹；涌泉穴配阴陵泉穴治热病挟脐急痛，胸胁满；涌泉穴配水沟穴、照海穴治癫痫。涌泉穴配太冲穴、百会穴治头项痛；涌泉穴配水沟穴、内关穴主治昏厥；涌泉穴配前顶穴、印堂穴、神门穴主治小儿惊风；涌泉穴配照海穴、鱼际穴主治咽喉肿痛。

操作：寒则先泻后补或单泻之，热则补之。

临床研究显示，配制中药散剂—寒泻散（吴茱萸、肉桂、木香、五倍子、干姜、黑胡椒、制附片）及热泻散（葛根、苦参、木香），分别辨证外敷神阙穴，与对照组常规抗病毒、补液对照，结果治疗组显效82.22%，有效15.56%，无效2.22%，总有效率为97.78%。在观察常规对症治疗轮状病毒性肠炎基础上（对照组），观察组加用中药散（吴茱萸、苍术、丁香、白胡椒）外敷神阙穴，治疗3 d后比较，两组显效、有效、无效例数分别为25例与15例、13与15例，8例与2例，观察组临床疗效明显优于对照组。治疗小儿腹泻，在对症治疗基础上加服止泻灵颗粒作为对照组，治疗组在对照组基础上，应用止泻膏（木香、丁香、肉桂、吴茱萸）贴敷神阙穴、涌泉穴。治疗5 d后结果显示，两组总有效率分别为78%、96%，治疗组明显优于对照组。采用治疗组应用清热止泻散（黄连、苦参、苍术）贴敷神阙穴，对照组应用思密达、金双歧治疗小儿急性腹泻，3 d后观察疗效。结果治疗组中医临床疗效及证候疗效明显优于对照组。

第六节　中西医结合治疗

一、常用中成药

（一）喜炎平注射液

功能主治：清热解毒，止咳止痢。用于支气管炎，扁桃体炎，细菌性痢疾等。

用法用量：肌内注射，成人一次 50 ~ 100 mg，一日 2 ~ 3 次；小儿酌减或遵医嘱。静脉滴注：一日 250 ~ 500 mg，加入 5% 葡萄糖注射液或 0.9% 氯化钠注射液稀释后静脉滴注；或遵医嘱。儿童：一日按体重 5 ~ 10 mg/kg（0.2 ~ 0.4 ml/kg），最高剂量不超过 250 mg，以 5% 葡萄糖注射液或 0.9% 氯化钠注射液 100 ~ 250 ml 稀释后静脉滴注，控制滴速每分钟 30 ~ 40 滴，一日 1 次；或遵医嘱。

剂型：注射剂。

不良反应：本品引起的不良反应较少；偶见皮疹，瘙痒，发热，寒战，疼痛，烦躁，罕见呼吸急促，紫绀，心悸，抽搐等。绝大部分停药后均能恢复正常。

禁忌证：①对本品过敏者禁用。②孕妇禁用。

注意事项：①本品严禁与其他药物在同一容器内混合使用。如需联合使用其他静脉用药，在换药时建议冲洗输液管，以免药物相互作用产生不良反应。②有药物过敏史者慎用。给药前应先询问患者是否为过敏体质，是否有药物过敏史，针对这类用药患者应特别加强观察，以便出现药品不良反应时及时进行处理。③药物性状改变时禁用。④严格控制输液速度，儿童以 30 ~ 40 滴/分钟为宜，成人以 30 ~ 60 滴/分钟为宜。滴速过快可能导致头晕，胸闷，局部疼痛。⑤稀释溶媒的温度要适宜，确保输液时药液为室温，一般在 20 ~ 30 ℃为宜。⑥老人、婴儿等特殊人群应慎重使用，初次使用的患者应加强监测。⑦加强用药监护。用药过程中，应密切观察用药反应，特别是开始 30 min；如发现异常，应立即停药，采用积极救治措施，救治患者。

成分：穿心莲内酯磺化物。

性状：本品为淡黄色至橙黄色的澄明液体。

（二）注射用炎琥宁

功能主治：适用于病毒性肺炎和病毒性上呼吸道感染。

用法用量：肌内注射，一次 40 ~ 80 mg，一日 1 ~ 2 次（用灭菌注射用水溶解后肌

注）；静脉滴注：用5%葡萄糖注射液或5%葡萄糖氯化钠注射液溶解稀释后滴注，一日0.16～0.4 g，一日1～2次。或遵医嘱。

剂型：注射剂。

不良反应：关于炎琥宁临床应用文献报道较少，偶见皮疹等过敏反应。

炎琥宁与穿琥宁在体内活性代谢物为同一物质，文献报道穿琥宁上市后观察到的不良反应有：①过敏反应，可表现为皮疹，瘙痒，斑丘疹，严重甚至呼吸困难，水肿，过敏性休克，多在首次用药出现。②消化道反应，恶心，呕吐，腹痛，腹泻，也有肝功能损害报道。③血液系统反应，可见白细胞减少，血小板减少，紫癜等；④致热原样反应，寒战，高热，甚至头晕，胸闷，心悸，心动过速，血压下降等。

禁忌证：①对本品中任何成分过敏者禁用。②孕妇禁用。

注意事项：①在使用过程中如有发热、气短现象，应立即停止用药。②一旦出现过敏性休克表现，立即采取相应的急救措施。③本品需输注前新鲜配制，药物性状发生改变时禁用。④使用本品期间，如出现任何不良事件和（或）不良反应，请咨询医生。⑤同时使用其他药品，请告知医生。⑥请放置于儿童不能够触及的地方。

成分：本品主要成分为炎琥宁，其化学名称为：14－脱羟－11，12－二脱氢穿心莲内酯－3，19－二琥珀酸半酯钾钠盐一水物。

性状：本品为淡黄色块状物或粉末。

孕妇及哺乳期妇女用药：本品对胎盘绒毛滋养叶细胞有细胞毒作用，动物试验提示有抗早、中孕作用，故孕妇禁用。

儿童用药：小儿酌减或遵医嘱。

老年用药：慎用或遵医嘱。

药物相互作用：①本品忌与酸、碱性药物或含有亚硫酸氢钠、焦亚硫酸钠为抗氧剂的药物配伍。②本品不宜与氨基糖苷类、喹诺酮类药物配伍。

药理作用：本品系植物穿心莲提取物—穿心莲内酯经酯化、脱水、成盐精制而成的脱水穿心莲内酯琥珀酸半酯钾钠盐，与穿琥宁在体内活性代谢物为同一物质。穿心莲内酯非临床药理研究表明：①本品对细菌内毒素引起发热的家兔有较强的解热作用，能促进发热的消退，作用迅速并可维持4 h以上。②本品能对抗由二甲苯或组胺所引起毛细血管壁通透性增高。③本品能缩短戊巴比妥钠引起的小白鼠睡眠潜伏期，延长其睡眠时间，还能加强阈下量的戊巴比妥钠作用，引起小白鼠睡眠，该实验结果提示本品有明显的镇静作用。④本品能明显地促进大白鼠肾上腺皮质功能，增加机体对病原体感染的应急能力。⑤临床病原学诊断实验和组织培养灭活试验显示本品体外对流感病毒甲Ⅰ型、甲Ⅲ型、肺炎腺病毒（Adv）Ⅲ型、Ⅳ型，肠合胞病毒及呼吸道合胞病毒

（Rsv）均有一定灭活作用。

（三）鱼腥草注射液

功能主治：本品清热解毒，消痈排脓，利湿通淋。用于痰热壅肺所致的肺脓疡；湿热下注所致的尿路感染；热毒壅盛所致的痈疖。

用法用量：肌内注射，一次 2 ml，一日 4～6 ml。

剂型：注射剂。

不良反应：①本品可致严重的过敏反应，过敏性休克，肺水肿，喉水肿，过敏性紫癜，大疱表皮松懈型药疹，剥脱性皮炎，重症多形性红斑等，并可危及生命。②尚可见其他过敏不良反应，皮肤黏膜表现：皮肤潮红，瘙痒，荨麻疹，斑丘疹及血管神经性水肿等。呼吸道阻塞症状，胸闷，气急，喘鸣，憋气，紫绀，呼吸困难等。消化系统表现，恶心，呕吐，腹痛，腹泻等。循环系统表现，心悸，出汗，面色苍白，肢冷，发绀等。意识方面的改变，烦躁，头晕，头痛，意识不清等。③肌内注射可引起局部疼痛。

禁忌证：①对本品有过敏或严重不良反应病史者禁用。②孕妇、儿童禁用。

注意事项：①本品为纯中药制剂，保存不当可能会影响质量，故使用前应对光检查，若发现溶液出现浑浊、沉淀、变色、漏气或瓶身细微破裂者，均不能使用。②老年人慎用。③心脏病者慎用。④用药期间，忌食辛辣、刺激、油腻食物。⑤过敏体质及有对其他药物过敏史者慎用。⑥使用本品时，应严密观察不良反应，必要时采取相应的控制及救治措施。

成分：本品主要成分为鲜鱼腥草，辅料为氯化钠、聚山梨酯－80。

（四）穿琥宁注射液

功能主治：用于病毒性肺炎，病毒性上呼吸道感染等。

用法用量：肌内注射，成人一次 40～80 mg。一日 1～2 次。静脉滴注，成人一日 400～800 mg，用适量氯化钠注射液分 2 次稀释后滴注，每次不得超过 400 mg。

剂型：注射剂。

不良反应：静脉滴注后可发生过敏性休克，血小板减少，也可发生皮肤过敏（如药疹等），小儿腹泻，肝功能损害，血管刺激疼痛，胃肠不适。呼吸困难，寒战，发热等。

注意事项：①本品忌与酸、碱性药物或含有亚硫酸氢钠，焦亚硫酸钠为抗氧剂的药物配伍。②在使用过程中偶有发热、气紧现象，停止用药即恢复正常。③药物性状改变时禁用。④用药过程应定期检查血象，发现血小板减少应及时停药，并给予相应处理。

成分：本品主要成分为穿琥宁。

性状：本品为几乎无色至淡黄色澄明液体。

孕妇及哺乳期妇女用药：孕妇慎用。

儿童用药：目前尚无足够儿童用药的临床资料。

药理作用：①本品对细菌内毒素引起发热的家兔有较强的解热作用，能促进发热的消退，作用迅速并可维持 4 h 以上。②本品有较好的抗炎作用，能对抗由二甲苯或组胺所引起毛细血管壁通透性增高，并对肾上腺素引起的急性肺水肿有明显对抗作用。③本品能缩短戊巴比妥钠引起的白鼠睡眠潜伏期，延长其睡眠时间，还能加强阈下量的戊巴比妥钠作用，引起小白鼠睡眠，该实验结果提示本品有明显的镇静作用。④本品能明显地促进大白鼠肾上腺皮质功能，增加机体对病原体感染的应急能力。⑤经临床病原学诊断实验和组织培养灭活实验表明本品对流感病毒甲Ⅰ型、甲Ⅲ型、肺炎腺病毒（Adv）Ⅲ型、Ⅳ型，肠合胞病毒及呼吸道合胞病毒（Rsv）均有灭活作用。

二、临床研究

采用治疗组应用喜炎平注射液、蒙脱石散、妈咪爱联合治疗，与对照组仅使用妈咪爱治疗小儿轮状病毒性肠炎对照，结果治疗组治愈率 57.5%，总有效率 93.8%；均明显高于对照组（治愈率 28.8%，总有效率 61.3%）。在退热、止吐、止泻、纠正脱水所需时间均少于对照组。

在常规对症治疗泄泻患儿的基础上，采用药物联合保留灌肠法（黄连素粉剂、思密达），结果治疗后总有效率、显效率、有效率、无效率分别为 97.6%、91.8%、5.8%、2.4%。

用经皮给药佐治小儿泄泻，在抗炎及对症支持治疗基础上，治疗组在神阙穴、大肠俞穴贴敷止泻膏（白头翁、黄连、秦皮、香附、黄柏、泽泻等），15 min，每日一次。治疗结束总有效率比较，治疗组（96%）明显优于对照组（81.3%）。

采用中西医结合治疗小儿病毒性肠炎，对照组给予蒙脱石散口服、利巴韦林静脉滴注，治疗组在此基础上配合丁桂儿脐贴，每天一次，治疗 4 ~ 5 d 后比较结果。对照组治疗后总有效率为 89.3%，治疗组治疗后总有效率为 95.3%，明显优于对照组（89.3%）。

应用利巴韦林联合肠炎宁糖浆治疗小儿轮状病毒性肠炎，与单纯应用利巴韦林对照。治疗 5 d 后比较两组总有效率分别为 96.88%、68.75%，差异显著，治疗组患儿腹痛，腹泻，恶心呕吐及体温恢复时间明显短于对照组；72 h 后轮状病毒转阴率明显高于对照组（71.88%、46.88%）。

应用五苓散配合金双歧片治疗小儿轮状病毒性肠炎，与对照组给予西医补液、抗病毒等常规治疗对照。结果：治疗组有效率为88.89%，对照组有效率为67.44%，两组有效率比较，差异有统计学意义。

应用宝乐安（酪酸梭菌散剂）联合炎琥宁治疗小儿轮状病毒性肠炎的临床研究显示，联合用药的观察组与单独炎琥宁治疗的对照组比较，两组总有效率分别为86.46%、62.50%，对比差异显著。

在口服补液、纠正酸碱平衡及电解质紊乱以及饮食调整的基础上，对照组给予双歧杆菌三联活菌散和蒙脱石散内服。观察组加用参苓白术颗粒。结果治疗后，观察组的疾病疗效、中医证候疗效均优于对照组。观察组止泻时间、退热时间和住院时间均较对照组缩短。证实采用参苓白术颗粒联合西医常规疗法治疗脾虚型小儿轮状病毒性肠炎，在缩短疗程、提高临床疗效方面优于单纯西医治疗。

苍苓止泻口服液联合口服锌剂对轮状病毒性肠炎患儿肠道分泌型免疫球蛋白A（SIgA）水平的研究显示：对照组患儿给予锌剂，观察组患儿在对照组的基础上加用苍苓止泻口服液。结果治疗后1.3及5 d，观察组患儿肠道SIgA水平明显高于对照组；观察组患儿的总有效率为96.00%（48/50），明显高于对照组的81.25%（39/48）。两组患儿均未出现明显的不良反应症状。结论：苍苓止泻口服液联合口服锌剂治疗轮状病毒性肠炎的疗效较好，能促进患儿肠道SIgA的分泌。

第四章　基于“温病理论”辨治轮状病毒性肠炎

第一节　基于“温病理论”辨治轮状病毒性肠炎的思路

多数医家将本病以“泄泻”论治，但根据其发病的季节性、传染性、流行性，以及起病急骤、传变迅速、易化燥伤阴的发病特点，我们认为，轮状病毒属“温邪”范畴。基本病机为温邪蕴结于里，湿困中焦气机，脾胃升降失司。治疗当遵循“以升降中焦为定法”。

温病理论以卫气营血辨证、三焦辨证为核心思想，主要阐述温热病、湿热病不同阶段（由浅入深/由轻而重）的病变过程。但中焦阳气不足或脾阳被遏时，出现的湿热从阴化寒极易被忽略，而四、五加减正气散即为代表性方剂。对于叶天士“温邪上受，首先犯肺”的论述，应当理解为是温邪致病的一种形式，是对温病发病普遍规律的高度概括，并非发病的必然规律和特异性的针对某一发病部位。正如王孟英所言“……湿温、疫毒、暑邪夹湿多起于中或下，不能概为始于上焦……”因此，应灵活认识轮状病毒性肠炎的发病与传变。轮状病毒性肠炎患者伴见的上呼吸道感染、心肌炎、肝炎、神经系统病变、脱水、电解质紊乱、病毒血症等临床表现，便可用三焦传变及卫气营血传变的发病规律阐释。控制传染源、切断传播途径、保护易感人群，是控制传染病流行的三个基本环节。与中医理论提出的“人之疫以气相感”“虚邪贼风，避之有时”“趋避邪毒，自我防范”“未病先防”“谨察阴阳所在而调之，以平为期”等思想极为相似。

第二节　小儿生理病理特点与轮状病毒性肠炎发病的关系

明代万全提出，小儿“……肝有余，脾常不足，肾常虚……”因此小儿轮状病毒性肠炎的发病与成人相比，在生理、病因、病理等方面有一定的特殊性及不同之处。小儿稚阴稚阳之体，脏腑娇嫩，形体未充，生机蓬勃，发育迅速。与迅速的生长发育及对营养物质日渐增多的需求相比，脾胃的形态和功能就凸显不足。而小儿“纯阳”之体的论述，只是对发育迅速的动态概括补充而已，并非“盛阳”，也非“有阳无阴”。小儿具有发病容易、传变迅速（易虚易实、易寒易热）的病理特点。因此，根据感染途径、发病时间、小儿个体体质的差异（阳虚体质多从寒化，阴虚体质多从热化）、地域条件、气候因素等不同，轮状病毒侵袭患儿致病也可表现出不同的证型。我们通过临床回顾及文献研究发现，轮状病毒性肠炎患儿常见的临床证型为湿热证、寒湿证及脾虚证。小儿脏气清灵、易趋康复，经及时的有效的治疗护理，较成人易恢复健康。

第三节　经典古方辨治轮状病毒性肠炎

我们根据轮状病毒性肠炎的致病特点及病机演变规律，结合临床诊治经验，参照中华人民共和国卫生部2002年出版的《中药新药临床研究指导原则》，将本病分为寒湿内蕴、湿热内阻、脾虚湿盛3个主要证型（以下症状具备主症2项，第1项必备，加次症2项，即可诊断），分别采用五加减正气散、葛根芩连汤、参苓白术散为主方随症加减，并通过临床及实验研究进一步证实了诸方的治疗作用。

一、五加减正气散

五加减正气散适用于轮状病毒性肠炎属寒湿内蕴证者。

（一）证治方药

主症：泻下大便清稀或水样，腹痛肠鸣，舌苔薄白或白腻。

次症：食欲不振，脘腹闷胀，恶寒，脉濡缓。

治法：燥湿和脾胃。

方药：五加减正气散加减。

藿香、苍术、厚朴、大腹皮、茯苓、谷芽等。

原方出处及方义：五加减正气散出自吴鞠通《温病条辨·湿温》，针对中焦湿热证湿重热轻证，在藿香正气散（《太平惠民和剂局方》）基础上，根据病邪阻于脏腑经络的不同，以及伴随化热化寒的区别，分设五种正气散临床加减应用（“湿温”证治五法）。五种正气散均由藿香、厚朴、陈皮、茯苓等组成。其中一加减正气散另由神曲、麦芽、茵陈、大腹皮合方组成（苦辛微寒法），重在燥湿调升降；二加减正气散另由苡仁、木防己、大豆黄卷、通草合方组成（苦辛淡渗法），重在燥湿宣经络；三加减正气散另由杏仁、滑石合方组成（苦辛寒凉法），重在行气利湿热；四加减正气散另由草果、山楂、神曲合方组成（苦辛温宣法），重在化湿运脾阳；五加减正气散另由大腹皮、谷芽、苍术合方组成（苦辛温运法），重在燥湿和脾胃，用于“秽湿着里，脘闷便泄”诸症。前三者为治湿热之剂，后两者为治寒湿之剂。四、五加减正气散所治虽湿热已从阴化寒，但尚未严重致脾肾阳虚。

方中藿香辛、温，化湿、解暑、止呕为君药，芳化湿浊，醒脾开胃。苍术辛、苦、温，燥湿健脾、祛风散寒；陈皮辛、苦，温，理气健脾、燥湿化痰。两药配伍，增强燥湿健脾，行气之功，共为臣药。厚朴苦、辛，温，下气除满，燥湿消痰；大腹皮辛、微温，行气宽中，利水消肿；茯苓甘、淡，平，利水消肿，健脾渗湿；谷芽甘、温，健脾开胃，和中消食。以上四药配伍，既燥湿、渗湿、利水，又健脾、运脾、和胃，共为方中佐药。组方着力调和脾胃之职，恢复气机升降，消除内外合邪。

现代药理研究：研究证实，藿香其有效成分藿香酮具有良好的抗真菌活性，能抑制金黄色葡萄球菌、白色葡萄球菌、枯草杆菌、钩端螺旋体等生长。藿香醇能对抗钾离子引起的直肠挛缩和钙离子所致的主动脉收缩。其挥发油对胃肠道有双向调节作用，能有效促进胃泌素释放，直接保护肠道。体外抑菌实验证实，苍术的萃取物对铜绿假单胞菌及 15 种真菌都有不同程度的抑制作用，尤其是红色毛癣菌、石膏样毛癣菌等 10 种浅部真菌。茅苍术水煎剂可促进胃排空，其中果聚糖酸对白色酵母菌感染的小鼠有明显的预防作用，可以延长小鼠的存活时间。苍术正丁醇萃取物不仅能抗心律失常及保护心肌，可增加胃内的 PGE2 含量，改善溃疡病灶血循环和促进 DNA、RNA 及蛋白质的合成，对醋酸型、幽门结扎型、酒精型及消炎痛型胃溃疡均有明显的对抗作用。根茎中分离得阿拉伯半乳聚糖，有重要的肠免疫系统调节活性。苯酚和聚炔类化合物有抗炎、抗肿瘤作用。β－桉叶醇能通过抗胆碱作用或者直接作用于胃肠道平滑肌，可以明显抑制药物诱导的小鼠胃肠功能亢进，并有效改善其脾虚表现，发挥止泻的作用。

苍术苷可降血糖，苍术酮可抑制 Na^+-K^+-ATP 酶活性，其占20%的倍半萜，有预防肝毒性、抗微生物、抗炎、利尿、抗溃疡等作用。陈皮主要含挥发油、黄酮类、生物碱、肌醇等成分，煎剂不仅具有升压、扩冠、双向调节心脏收缩的作用，还有抗炎、抗过敏、抗胃溃疡、利胆、止血、降血脂等作用。水煎剂对离体肠管、子宫及在位胃肠运动均表现抑制，对在位子宫则呈强直性收缩，其作用与肾上腺素相似。对葡萄球菌、溶血性嗜血菌、卡他奈氏菌等，均有明显的抑制作用。管内抑菌实验发现，5%陈皮煎剂对常见浅部真菌有抑菌作用。其有效提取物有清除氧自由基和抗脂质过氧化作用。挥发油（柠檬烯）能刺激支气管，引起腺体分泌增多，起到刺激性祛痰作用。醇提取物可对抗组胺所致的豚鼠离体支气管痉挛收缩。橙皮苷与甲基橙皮苷均有维生素P的作用，可对抗蝮蛇毒素或溶血卵磷脂或组胺所致的血管通透性增加。川陈皮素、橙皮油素等能减少复制的DNA合成而诱导细胞凋亡，起到抗肿瘤的作用。厚朴酚与和厚朴酚均具有抗氧化活性，能清除过氧、超氧自由基。煎剂在体外对金黄色葡萄球菌、绿脓杆菌、痢疾杆菌、变形菌、肺炎双球菌、溶血性链球菌、百日咳杆菌、炭疽杆菌、白喉杆菌、枯草杆菌、伤寒杆菌、副伤寒杆菌、霍乱弧菌、大肠杆菌、须发癣菌均有抑制作用。和厚朴酚有抗病毒作用，对炎性介质LTB4（白三烯B4）和5-HETE（5-羟二十碳四烯酸）的生物合成有较强的抑制作用，并可通过影响胞内多条信号转导通路发挥抗炎作用。厚朴酚可以通过增加超氧阴离子的含量、抑制β-D-葡糖苷醛酸酶和溶菌酶，起到抑制细胞浆内“酶仓库”溶酶体酶的作用。主要成分厚朴酚、四氢厚朴酚、异厚朴酚和挥发油等，通过诱导肿瘤细胞凋亡、逆转其多药耐药等多个途径，实现抗肿瘤效应。此外，还具有中枢抑制、肌肉松弛、抗溃疡、抗过敏等作用，对心血管系统有降压、抗血小板凝聚、拮抗钙调素作用。大腹皮含槟榔碱、槟榔次碱、去甲槟榔碱和去甲槟榔次碱、α-儿茶素、芳香族化合物、酮羰基化合物、有机酸类化合物等。研究表明，其水煎剂可增加胃肠肌间神经丛胆碱能神经分布，降低大鼠血浆及胃肠组织中的血管活性肠肽（VIP），升高P物质（SP），从而增强胃肠蠕动；增加迷走神经兴奋性，促进术后肠吻合组织修复，改善胃肠动力；可通过调节小肠一氧化氮合酶（NOS）及SP的分布抑制肠道内毒素移位的发生。茯苓具有多种生物活性和药理作用。其浸剂对大鼠胃溃疡有防治作用，能抑制胃液的分泌；对家兔离体肠肌有直接松弛作用，使肠肌收缩振幅减小，张力下降。100%煎剂不仅对金黄色葡萄球菌、大肠杆菌及绿脓杆菌等有抑制作用，乙醇提取物还可杀死钩端螺旋体，能有效提高双歧杆菌的水平。茯苓素可对 Na^+-K^+-ATP 酶和细胞中总ATP酶显著激活，具有与醛固酮及其拮抗剂相似的功效。茯苓多糖体具有增强机体免疫力的功用，能对抗 $^{60}Co-\gamma$ 照射所致的小鼠外周血白细胞的减少，具有抗胸腺萎缩和抑制肿瘤生长的功效。羧甲基茯

苓多糖可使 CCl_4 所致的小鼠肝损伤及其代谢障碍明显减轻，血清 ALT 活性降低；新型羧甲基茯苓多糖腹腔注射可增强硫喷妥钠对小鼠的中枢抑制作用。且以上两种成分均有明显的抗肿瘤作用，可调整 T 细胞亚群的比值，增强机体免疫功能，改善机体整体状况。此外，茯苓总三萜类还有明显的抗炎作用。谷芽除含三大基本营养物质——糖类（麦芽糖）、蛋白质、脂肪以外，还含有淀粉、18 种人体所需的氨基酸（天冬氨酸，γ－氨基丁酸等）、腺嘌呤、胆碱等，营养丰富，易消化吸收。另外，谷芽含有少量的β－淀粉酶和α－淀粉酶，能将外源摄入的糖淀粉，经体内的消化吸收生物代谢，水解成麦芽糖及葡萄糖，以便进一步供人体利用。谷芽还可通过抑制肥大细胞组胺释放而具有抗过敏活性，临床除在泄泻，胃脘痛，不寐中应用广泛，在口疮，肿瘤等治疗中也发挥积极的作用。

（二）临床研究

我们观察了五加减正气散（WJJZQS）治疗小儿寒湿型轮状病毒性肠炎的临床疗效。

患儿年龄 6 个月至 3 岁，平均年龄 20.1 个月。病情属病情属轻、中型。随机对照原则分为治疗组、对照组各 30 例。计算其证候积分，主症轻、中、重分别计 2、4、6 分，次症轻、中、重分别计 1、2、3 分，无症状计 0 分。舌苔、指纹具体描述，不计分。在对症治疗基础上，分别给予五加减正气散（治疗组）、利巴韦林颗粒（对照组）治疗 3 d。观察两组治疗前后症状积分、证候总积分、证候疗效、大便 RV 抗原转阴率等。

结果治疗后，治疗组患儿腹泻、腹痛肠鸣、恶心呕吐、脘腹闷胀、食欲不振积分显著低于对照组。两组总有效率差别不大，但治疗组显效率为 86.67%，显著优于对照组（62.07%）。治疗组大便 RV 抗原转阴率为 70.00%，显著优于对照组（48.28%）。两组患儿治疗前后血、尿、便常规，肝、肾功能，心电图等均正常。除对照组 1 例服药 1 d 后出现轻度皮疹外，余均无不良反应发生。

（三）实验研究

我们进行了五加减正气散含药血清体外抗轮状病毒机理的实验研究。

采用 CPE 检测五加减正气散含药血清对 MA104 的 TC_0 和 RV SA11 株对 MA104 的 $TCID_{50}$。采用 MTT 比色法，在 TC_0 范围内，检测含药血清的体外抗病毒作用。结果证实，五加减正气散含药血清对 MA104 的 TC_0 为 20%。RV SA11 对 MA104 的 $TCID_{50}$ 为 $10^{-3.34}$/ml。与同浓度空白血清组比较，除小剂量组抑毒率差异不显著外，余各组抑毒率均优于空白血清组；中剂量各浓度组均明显优于空白血清组。病毒抑制率以中剂量

20%浓度组最高，各组内比较呈量效关系。五加减正气散含药血清可通过抑制病毒进入细胞后的病毒生物合成，发挥抗病毒作用。

进一步检测其对 TLR3 信号通路及相关炎性因子表达的作用。结果显示，五加减正气散可下调 TLR3 信号通路关键因子 TLR3、TRIF mRNA 及蛋白的表达，下调至炎因子 IL－6、IL－1β、TNF－α 的表达，上调抑炎因子 IFN－β 的表达，发挥抗病毒作用。

（四）病案举隅

1. 王某，男，5 岁。

平素喜饮碳酸饮料，常因进食饮料及生冷食物出现腹泻，未行正规检查治疗。国庆假期跟随家人爬山、野炊，夜间出现腹胀，腹痛，腹泻 7 次，蛋花汤样粪水，排泄物中未见黏液脓血，无腥臭味，同时伴有恶心干呕，发热，体温最高达 38 ℃，遂前往当地医院急诊科就诊，急查血常规、CRP、电解质、大便常规等，检查结果示低钠、低氯、轮状病毒抗原检测阳性，诊断为小儿轮状病毒肠炎，给予补液，蒙脱石散止泻，补充钠氯、纠正电解质紊乱等对症治疗，第二天体温逐渐恢复正常，但仍腹泻，排泄物清稀如水，每次粪水量较之前明显减少，治疗期间患儿烦躁不安，难以配合输液，因全家信赖中医，遂决定让笔者一试。

刻下：大便已 10 余次，现为水样便，每次量约 20 ml，无黏液脓血，无腥臭味，肛周无红肿，腹胀，腹痛，矢气后缓解，肠鸣辘辘，恶心干呕，手脚发凉，面色偏黄，精神差，自发病以来未曾进食，亦未索食，舌体色淡，边缘可见明显齿痕，舌苔白厚略腻，脉浮。

中医诊断：温病；泄泻—寒湿中阻证。

西医诊断：轮状病毒性肠炎。

治则：芳香化湿、温脾消滞。

方药：五加减正气散加减。

藿香 9 g，苍术 9 g，厚朴 6 g，陈皮 6 g，茯苓 6 g，山楂6 g，炒神曲 9 g，干姜 3 片，桂枝 6 g，炙甘草 3 g。3 剂，水煎服，分早晚两次温服。

另：丁香、苍术、陈皮、诃子各 10 g 打粉，姜汁调和，外敷神阙，每 6 h 更换 1 次，并观察皮肤有无颜色变红、起水疱等异常变化，若有，则用温水将皮肤擦洗干净，并停用药物，若无，则继续用。

一剂后矢气频频，恶心及腹胀，腹痛明显缓解，仍腹泻，水样便，但间隔时间较前延长，腹饥索食，效不更方，上方继服，外敷药定期更换，嘱喂食少量烂面条、发面馒头、青菜等。

三剂后大便每日 2～3 次，质软成型，以六君子汤善后。

按：患儿平素喜碳酸饮料，伤及脾胃，进食生冷后脾阳受损，脾虚气滞、寒湿中阻，治则当为芳香化湿、温脾消滞，方选五加减正气散：方中君药当属辛温芳香的藿香，辛可外散、温可祛寒、芳香可醒脾化湿；苍术健脾助运，除湿止泻，厚朴燥湿宽中，行气除胀，共为臣药；佐以陈皮燥湿、茯苓渗湿、神曲消食健脾、干姜温补脾阳，患儿手脚发凉，故加桂枝温通经脉；炙甘草补益脾气、调和诸药，为佐使。

中药贴敷治疗法历来受到众医家的推崇，内服、外用联合治疗是本案一大特色。轮状病毒肠炎应用中药贴敷治疗，不仅能减轻患者不适症状，还能缩短疗程，并且临床操作方便、经济实惠，没有严重的不良反应。

结合儿科的特点和临床实际，发现外敷神阙穴是安全、方便、有效的给药途径和方法。神阙穴即肚脐，位于人体前正中——任脉上，与人体中所有经脉相联系，所以有“脐通百脉”之说。中医学认为贴敷治疗法可以使药物透过皮肤进入人体，激发人体经脉之气，进而调节脏腑功能，起到治病的作用。

从现代医学角度出发，论证神阙穴贴敷的科学性。脐部表皮较薄，皮下无脂肪组织，并且该处动静脉丰富，因此在治疗时具有穿透力强、收效快的特点，而且还能通过神经调节、体液调节等方式提高人体免疫功能。方中丁香辛、温，归脾、胃经，可暖脾胃、除胀气、止呕恶；苍术辛、苦、温，归脾、胃经，辛可散寒、苦可燥湿、温可止痛；陈皮辛、苦、温，同苍术相伍，可燥湿、健脾、行气、除胀、止痛；诃子酸、涩，归大肠经，可涩肠止泻，以上诸药配合，标本兼治，全盘皆顾。使用过程中应注意观察患儿皮肤有无红痒热痛等过敏现象。

2. 患儿孙某，男，9 岁。

患儿暑天外出游泳并进食冷饮后出现头痛，胃胀，胃痛，恶心，未呕吐，家长以为受凉所致，给予热水、覆衣被发汗，后出现腹胀，腹泻，大便黏腻不爽，肛门下坠感。于医院急诊科就诊，完善相关检查，诊断为轮状病毒性肠炎。邀余会诊，刻下：大便黏腻伴不尽感，肛门下坠，头沉，头痛隐隐，脘腹胀痛，周身束缚感，四肢沉重，舌淡苔白腻，脉濡。

中医诊断：温病；泄泻—湿郁三焦证。

西医诊断：轮状病毒性肠炎。

治则：化湿理气、通畅三焦。

方药：五加减正气散加减。藿香梗 9 g，厚朴 9 g，陈皮6 g，茯苓皮 9 g，杏仁 9 g，麦芽 9 g，大腹皮 6 g，神曲 9 g，生甘草 3 g。

按：暑天多热多湿，最易伤及脾胃，患儿下水游泳并进食冷饮，致使脾阳受损，湿邪为患，湿郁上焦，清阳不升，脑腑失养，故见头沉，头痛；湿郁中焦，气机升降失常，故见脘腹胀满，疼痛；湿性重浊黏腻，易驱下焦，致使脏腑气机阻滞，肠道泌别清浊功能失司，故见大便粘腻不爽伴不尽感，肛门下坠。病机乃“湿郁三焦”，治宜化湿理气、通畅三焦，方中藿香取梗，取其走中不走外，化湿解暑、宽中理气，是为君药；臣以厚朴燥湿宽中，陈皮燥湿理气，茯苓皮淡渗利湿，善走外而驱在表之湿邪；肺与大肠相表里，杏仁苦降，利肺与大肠之气；生麦芽升脾胃之气，二者升降相宜，通畅三焦气机，大腹皮除胀满、化湿浊、利小便，神曲消食健脾，共为佐；甘草为使，调和诸药。

二、葛根芩连汤

葛根芩连汤适用于轮状病毒性肠炎属湿热内蕴证者。

（一）证治方药

主症：泻下急迫或泻下不爽，大便色黄秽臭，舌苔黄腻。

次症：肛门灼热，腹痛，烦热口渴，小便短黄，脉濡数或滑数。

治法：清泄里热，解肌散邪。

方药：葛根芩连汤加减。

葛根、黄连、黄芩、炙甘草。

原方出处及方义：葛根芩连汤出自《伤寒论》，原主治太阳表邪未解，邪陷阳明，大肠湿热壅滞，里热蒸肺迫肠，升降失调，津液外泄。症见：表证未解，邪热入里证。身热，下利臭秽，胸脘烦热，口干作渴，喘而汗出，舌红苔黄，脉数或促。

君药葛根，甘、辛，凉，归脾胃经，功效解肌退热，透发麻疹，生津止渴，升阳止泻。《神农本草经》谓葛根主消渴，身大热，呕吐，诸痹，起阴气，解诸毒。因其味甘气凉，禀性轻清，赋体厚重，起阴气而生津液，舒筋脉，常与解表剂发挥协同效应，能入脾胃升发清阳而止泻利，故以葛根为君解表退热，生津，升阳止泻。

黄芩，味苦性寒，归肺、胃、胆、大肠经，功效清热燥湿，泻火解毒，凉血止血，能清肺胆及大肠经之湿热，善于清中上焦之湿热。《神农本草经》所谓黄芩主诸热黄疸，肠澼泄痢。元素认为黄芩可泻肺热、上焦皮肤风热风湿，去诸热，利胸中气，消痰膈，除脾经诸湿，乃上中二焦药，能降火下行。

黄连，味苦性寒，归心、肝、胃、大肠经，功效清热燥湿，泻火解毒，尤长于清中焦湿火郁结，用于湿热中阻，气机不畅，胺腹痞满，恶心呕吐。《神农本草经》谓之主热气目痛，眦伤泣出，明目，肠澼腹痛下痢，妇人阴中肿痛，《名医别录》所载五藏冷热，久下泄澼、止消渴、大惊，调胃厚肠，益胆。

葛根芩连汤中芩连同用，清里热，燥湿而清利肠胃。甘草味甘性平，归心、肺、脾、胃经，具有补中益气，清热解毒，调和药性的作用。《神农本草经》所载主五脏六腑寒热邪气，坚筋骨，长肌肉，解毒；《名医别录》所载主温中，下气，烦满，短气，伤藏，解百药毒，后世称其亦补脾气。葛根芩连汤用甘草扶正补虚，以顾护胃气。

现代药理研究：葛根主要有效成分主要为异黄酮类化合物葛根素以及大豆苷等，葛根可以降低血清中炎症因子 IL-6 以及 TNF-α 水平，同时促进抗炎因子 IL-10 的表达，使促炎症因子与抑炎症因子达到平衡从而发挥抗炎作用。在对葛根中有效成分对泄泻小鼠的作用研究结果显示，葛根素及大豆苷对泄泻小鼠有明显的止泻作用。经过麦麸煨制的葛根较生葛根中葛根素及大豆苷成分升高，且对泄泻小鼠的止泻作用增强，且一项 Mate 分析显示，葛根有效化学成分中有 70 个靶标蛋白，参与 27 条通路，在肿瘤、肝病、肾病等疾病方面发挥重要的作用。葛根同时还具有解热镇痛、抗心律失常、抗肿瘤、抗菌、抗感染、降血压、降血糖、降血脂、抗氧化等作用。

黄芩主要化学成分为：①黄酮及苷类，包括黄芩苷、黄芩素、黄芩黄酮Ⅱ、汉黄芩素、汉黄芩苷等。②萜类化合物。③挥发油。④微量元素。黄芩对炎性因子和炎性介质的分泌以及表达有比较强的抑制作用。对急性炎症有明显的抑制作用。在用黄芩苷对全身炎症反应综合征患儿进行研究观察中显示，黄芩苷可明显抑制患儿血液中 IL-6的合成，从而达到抗炎效果，改善患儿的症状，同时黄芩还具有解热、抗微生物、清除自由基、抗氧化、抗肿瘤、护肝等作用。黄连主要的化学成分为含小檗碱、表小檗碱、黄连碱、药根碱等，其中黄连中的小檗碱对机体的各种急、慢性炎症都有明显的抑制作用。在治疗慢性乙型肝炎合并胆囊炎患者中，可有效降低患者血清中 IL-1以及 TNF-α 的水平。在研究比较黄连乙醇提取物与盐酸小檗碱体外抗炎活性实验中显示，黄连乙醇提取物与盐酸小檗碱对炎症因子有明显的抑制作用，且当给药浓度达到 20 mg/L 时，抑制作用达到高峰，可有效抑制巨噬细胞释放 IL-6、TNF-α、NO 等炎症因子，同时黄芩还具有解热、抗菌、抗病毒、止泻、抗溃疡、降血糖、降血脂、抗氧化等作用。

甘草中主要成分为三萜和黄酮类化合物等多种化学成分，经炮制后的甘草与甘草相比甘草苷含量增加以及其他成分发生变化。现代药理研究显示，炙甘草具有镇咳平喘、抗心律失常、抗炎、镇痛、免疫调节以及可以降低肠管收缩力等作用。

（二）临床研究

我们观察了葛根芩连汤（GGQLT）治疗小儿湿热型轮状病毒性肠炎的临床疗效。

患儿年龄6个月至5岁，平均年龄17.6个月。病情属病情属轻、中型。随机对照原则分为治疗组、对照组各27例。证候积分计算方法同前。对症治疗基础上，分别给予葛根芩连汤（治疗组）、利巴韦林颗粒（对照组）治疗3 d。观察两组治疗前后症状积分、证候总积分、证候疗效、大便RV抗原转阴率等。

结果治疗后，治疗组可明显改善患儿腹泻、腹痛、肛门灼热、烦热口渴积分，效果显著优于对照组。治疗组显效率为89.29%，显著优于对照组（70.37%）。治疗组大便RV抗原转阴率为70.37%，显著优于对照组（51.85%）。两组患儿治疗前后均无不良反应发生。

（三）实验研究

我们进行了葛根芩连汤含药血清体外抗轮状病毒机理的实验研究。

采用观察CPE及MTT法，测定葛根芩连汤含药血清对RV感染MA104细胞病变的作用。结果在抑制病毒生物合成、直接灭活病毒方面，与相应浓度空白血清比较，各浓度葛根芩连汤含药血清与西药组（利巴韦林）含药血清，均使RV感染MA104细胞OD值明显升高。葛根芩连汤含药血清对轮状病毒生物合成的抑制作用较强，随浓度升高而抑制作用增大，呈明显的量—效关系。其对RV吸附MA104细胞有一定干预作用，但主要通过直接灭活轮状病毒以及抑制轮状病毒生物合成而发挥其抗轮状病毒作用。

（四）病案举隅

1. 患儿关某，男，10岁。

初诊：患儿2 d前无明显诱因出现发热，恶寒，体温最高近38 ℃，家长予药物口服，具体用药不详，后热势减，患儿昨日出现腹泻，一日十余次，大便味臭，舌红，苔黄，脉浮弦数急，遂于医院就诊，血常规、电解质未见明显异常，粪便轮状病毒检测阳性，治疗上给予补液、能量支持等对症治疗，并配合中药治疗。

中医诊断：温病；泄泻—湿热内阻证。

西医诊断：轮状病毒性肠炎。

治则：清热燥湿止泻。

方药：方选葛根芩连汤加减。

葛根9 g，黄芩6 g，黄连6 g，炒白术6 g，生甘草3 g。3剂，水煎，晾凉后少量频服。

复诊：服药后腹泻几愈，体温正常，舌苔较前好转，遂予平调脾胃之剂愈后，

处方：陈皮6 g，厚朴3 g，炒白术6 g，生山药6 g，炒神曲3 g。5剂，水煎，早晚温服。

按：患儿初为发热，恶寒，六经辨证为太阳伤寒证，宜发汗解表，家长自行治疗，或汗不得法，或病重药轻，致使热邪入里，下迫肠道，出现腹泻，大便臭秽，肛门灼热等湿热之象，此乃太阳不解，邪入于里，太阳、阳明并病，治宜表里兼顾、治里为主，故方选葛根芩连汤加减，方中葛根外可解肌退热祛表邪，内可升脾胃清阳而止泻，其先煮葛根使“解肌之力优而清中之气锐”重用为君；黄芩、黄连清热燥湿，善清胃肠湿热而止利，共为臣药；恐泻后伤及脾胃，故佐以炒白术，健脾益气，并助臣药以祛湿；甘草甘缓和中，调和诸药，为使药。五药合用，外疏内清，表里同治，可使表解里和，身热下利得愈。

二诊患儿体温正常，表邪已解，腹泻几愈，但脾胃已伤，舌苔较前好转，但仍有湿邪之象，故予陈皮、厚朴燥湿健脾，炒白术、山药健脾益气，神曲消食健脾，五药共奏，平调脾胃。

2. 患儿孙某，男，7 岁。

患儿 3 d 前进食火锅及大量水果后夜间出现胃痛，胃胀，家长以为瓜果受凉所致，给予红糖姜水服用，后出现腹泻，为不消化食物，粪便臭秽，口气重，于当地医院就诊。完善相关检查后诊断为轮状病毒性肠炎，予以补液、止泻、营养支持等对症治疗，效欠佳，为求进一步中医治疗，特来门诊。刻下：现大便每日 3 ~ 5 次，量少，自述肛周灼热疼痛，口干欲冷饮，但欲漱口不欲咽，口气重，舌苔黄厚腻，脉弦数。

中医诊断：温病；泄泻—湿热内阻证。

西医诊断：轮状病毒性肠炎。

治则：清热燥湿止泻。

方药：方选葛根芩连汤合二妙散加减。

葛根 9 g，黄连 6 g，黄柏 6 g，苍术 9 g，生甘草 3 g。3 剂，水煎，晾凉后少量频服。3 剂后泻止病愈。

按：此例患儿因进食火锅所致，肥甘厚腻、辛辣刺激等致使湿热中阻，加之生冷瓜果，寒热混杂，伤及脾胃，误予红糖姜水，更加重湿热。小儿脏腑娇嫩，正气不足，湿热不得解，下注肠道，故见湿热泄泻。方中葛根清凉止泻，为君药；因病位在中下焦，故易黄芩为黄柏，合黄连清热燥湿止泻，共为臣药；苔厚腻，中焦湿邪重，故佐以苍术燥湿；甘草甘缓和中，调和诸药，为使药。

以上二例均为葛根芩连汤证，因湿热所致，病情较重且肛门灼热等症状异常痛苦，故嘱少量频服不拘时；方中芩、连、柏等味苦，恐温服苦味明显，患儿难以下咽，故待其晾凉后服用，一者减少苦味刺激，二者亦取“热者寒之“之义。

三、参苓白术散

（一）证治方药

主症：泻下大便清稀或水样，或夹有不消化食物，可伴大量黏液，食欲不振，苔白腻或白滑。

次症：肢体倦怠，神疲懒言，面色萎黄，脘腹痞满，口淡不渴，脉濡滑或细滑。

治法：益气健脾，祛湿理气。

方药：参苓白术散加减。

人参、白术、茯苓、莲子肉、山药、白扁豆、薏苡仁、陈皮、桔梗、砂仁、炙甘草。

原方出处及方义：首见于《太平惠民和剂局方》。本方是在四君子汤的基础上加上其他 7 味药物而成，全方搭配严谨，药性缓和，现临床中多以党参易人参。

方中党参甘，平，入脾、肺二经，有补中益气、养血生津之效，恢复中焦斡旋之司。

茯苓甘、淡，平。归心、脾、肾三经，具有利水渗湿、健脾宁心的功效。《世补斋医书》：“茯苓一味，为治痰主药，痰之本，水也，茯苓可以行水。痰之动，湿也，茯苓又可行湿。”茯苓善于健脾渗湿而止泻，故尤善于治脾虚湿盛泄泻。

白术苦、甘，温，归脾、胃经，具有健脾益气，燥湿利水止汗安胎的作用，主要用于治疗脾虚食少、腹胀泄泻、痰饮眩悸、水肿自汗、胎动不安等证。

茯苓、白术加强健脾之力，并能燥湿渗湿，以上共为君药。

莲子肉甘、涩，平，归心、脾、肾三经，具有健脾止泻、补肾固精、养心安神的作用。

山药甘，平，归肺、脾、肾三经，具有补养脾胃、益肺生津、补肾固精之效。

莲子、山药补脾中兼有益肺涩肠之功。

白扁豆甘，微温，归脾、胃两经，具有补脾调中、化湿解暑之功。

薏苡仁甘、淡，凉，归脾、胃、肺经，具有渗湿健脾、除痹止泻、清热排脓的功效。

白扁豆、薏苡仁健脾且有渗湿之力，以上共为臣药。

砂仁辛，温，归脾、胃、肾三经，具有温中行气、化湿止泻、安胎之功。

陈皮性温，味辛、苦，入脾、胃、肺经，理气行滞、和胃燥湿。

桔梗苦、辛，平，归肺经，具有开宣肺气、祛痰利咽、排脓的作用。

一则通调水道以利痰湿外流，二则配砂仁调达气机，三则载诸药上行，使本方并有脾肺双补之力，以上共为佐药。

大枣、炙甘草调和诸药，且和中补脾，共为佐使。

全方起健脾益气、渗湿祛痰之效，令脾气健运，湿邪得化，而诸症自消。

现代药理研究：党参主要含有多种糖、苷类、甾醇类成分、生物碱、挥发性成分、三萜、人体必需的多种无机元素和氨基酸等。具有改善造血功能、调节免疫功能、抗氧化及衰老、增强肠胃功能等作用。调节肠道菌群，提高肠道内乳杆菌的水平，降低大肠埃希菌水平的作用。

白术主要含有挥发油、内酯类化合物、多糖、苷类成分、氨基酸及其他类化合物。具有调节胃肠功能及运动、调节胃酸及胃蛋白酶分泌、利尿、抗衰老、抗肿瘤、调节子宫平滑肌等多方面的作用。可促进小鼠肠道中的双歧杆菌和乳杆菌增殖，从而改善肠道菌群失调。

茯苓主要含三萜类和多糖类两种化合物，此外还含有其他成分如甾体类、氨基酸、挥发油、胆碱、组氨酸及钾盐等微量元素。具有利尿、消炎、保肝、镇静、增强免疫功能、调节胃肠道功能等作用。

莲子肉主要成分为淀粉、脂肪、蛋白质、碳水化合物、钙、磷等，具有润肠通便、改善睡眠的作用。

山药主要化学成分有多糖、尿囊素、皂苷、色素等。具有降血糖、调节脾胃、抗衰老、增强免疫等作用；同时，有研究发现，山药多糖对于小鼠盲结肠内的微生物有显著影响，能够抑制条件致病菌，提高益生菌的增殖。

白扁豆主要含有脂肪、多糖、蛋白质等，具有抗菌、抗病毒、抗氧化活性等功能。

薏苡仁中主要含有脂类、甾醇类、木脂素类、三萜类、生物碱类、多糖类等多种化合物，具有降血糖、抑制肿瘤生长、提高机体免疫力等作用。

桔梗主要活性成分为皂苷类，其次还含有黄酮类、多糖类、甾醇类、酚类等，具有祛痰、镇咳、抗炎、抗肿瘤、提高人体免疫力等广泛的药理活性。

砂仁主要含有挥发油，其次还含有黄酮苷类、无机成分等，具有胃肠保护（抗溃疡、促进胃排空、胃蠕动、对胃肠细胞生物电活动有一定的影响）、镇痛、抗炎、止泻、抑菌、调节菌群、降血糖、抗氧化等药理作用。

（二）临床研究

我们观察了参苓白术散（SLBZS）治疗小儿脾虚型轮状病毒性肠炎的临床疗效。

患儿年龄 6 个月至 5 岁，平均年龄 19.7 个月。诊断为脾虚型病毒性肠炎，病情属病情属轻、中型。随机对照原则分为治疗组、对照组各 25 例。证候积分计算方法同前。对症治疗基础上，分别给予培菲康联合参苓白术散（治疗组）、利巴韦林颗粒（对照组）治疗 3 d。观察两组主症消失时间、主次症积分改变、证候疗效、大便 RV 抗原转阴率等。

研究显示，治疗组患儿腹泻、腹胀消失时间，食欲不振、脘腹痞满、神疲乏力改善程度，均明显优于对照组。两组总有效率分别为 96.5%、82.0%，大便 RV 抗原转阴率分别为 72%，64%。参苓白术散可有效减轻患儿临床症状，提高临床疗效。

（三）实验研究

我们研究了参苓白术散含药血清体外抑制轮状病毒的作用及其机制。

以 MA104 细胞为研究模型，采取血清药理学实验方法，观察 CPE 和测定参苓白术散含药血清抑制轮状病毒（SA11 株）生物合成、直接灭活病毒、抗病毒吸附的作用。结果表明，20% 和 10% 浓度的参苓白术散含药血清抗 RV 吸附作用要明显优于利巴韦林，但是整体抗病毒吸附率不高，作用较弱。参苓白术散含药血清抑制轮状病毒生物合成的作用和直接灭活轮状病毒的作用均较强，且呈明显的剂量—反应关系。

（四）病案举隅

1. 患儿寇某，女，12 岁。

初诊：患儿平素常因进食不适出现腹泻，一周前无明显诱因出现腹泻，色淡无味，初始为不消化食物，后为蛋花汤样粪水，家长未予重视，至傍晚已日泻 10 余次，遂于当地医院就诊，完善相关检查，诊断为轮状病毒性肠炎，给予西药对症治疗（具体不详）后出院。出院后仍腹泻，纳差，胃脘嘈杂不适，遂由家长带至门诊求中药治疗，刻下：大便每日 2～4 次，稀水样便，纳差，进食明显减少，精神不振，声低懒言，面色黄，舌淡，苔薄白滑，脉弱。

中医诊断：温病；泄泻—脾虚湿盛证。

西医诊断：轮状病毒性肠炎。

治则：健脾益气、渗湿止泻。

方药：方选参苓白术散加减。

党参 12 g，炒白术 12 g，茯苓 12 g，炒山药 9 g，炒白扁豆 12 g，炒薏苡仁 12 g，陈皮 6 g，桔梗 6 g，炙甘草 3 g。3 剂，水煎，分早晚两次温服。

二诊：药后诸症缓解，大便每日 1～2 行，质稀，予四君子汤善后。

按：脾胃处于中焦，为水液代谢的枢纽，患儿自幼脾胃虚弱，水液代谢功能失常，津液停聚成湿，下驱大肠，超出大肠泌别清浊能力，故下出肠道而为泄泻。

方中党参补益脾胃之气，白术、茯苓健脾渗湿，共为君药。

山药补脾益肺，白扁豆、薏苡仁健脾祛湿，资脾止泻，共为臣药。

佐以陈皮燥湿健脾行气，桔梗开提肺气、通调水道、载药上行。

炙甘草补脾和中、调和诸药，而为佐使。

本方补脾与利湿并用，而以补脾为主，祛湿止泻。药后诸症缓解，恐继服收涩太过，故紧扣脾胃虚弱之本，以四君子汤善后。

2. 患儿王某，女，17 岁。

患者 1 d 前无明显诱因出现胃胀，胃痛，自服舒肝和胃丸，效欠佳，夜间出现腹胀，腹痛，随后腹泻，初为稀溏便，夹杂大量矢气，泻后胃胀，腹胀缓解，至今晨腹泻 6 次，最后为少量水样便，肛门下坠感，无灼热疼痛等不适。

于附近医院就诊后明确诊断为轮状病毒性肠炎，医生告知此乃自限性疾病，并无特效药，只能对症治疗。

父母遂带其于门诊请求中药治疗。刻下：患者自昨晚至现在已腹泻 6 次，初始为稀溏便，后为少量水样便，无黏液脓血、无异常臭秽之味，胃痛，腹痛较前缓解，周身乏力，精神差，舌淡，苔薄白，略滑，脉弱。

中医诊断：温病；泄泻—脾虚湿盛证。

西医诊断：轮状病毒性肠炎。

治则：健脾益气、渗湿止泻。

方药：方选参苓白术散加减。

党参 15 g，炒白术 15 g，茯苓 15 g，炒山药 12 g，炒白扁豆 12 g，炒薏苡仁 12 g，桔梗 6 g，炒白芍 15 g，炙甘草 3 g。3 剂，水煎，分早晚两次温服。

按：轮状病毒性肠炎好发人群虽然为婴幼儿，但青少年乃至于成年人亦可发病，此例即是。泄泻病因虽然复杂，但其基本病机乃脾虚湿盛，致使肠道功能失司而发病；病位在肠道，主病之脏属脾，同时于肝、肾相关；病理因素主要是湿，临床辨证有寒热虚实之分。

此例患者刻下为水样便，无黏液脓血、无异常臭秽之味，周身乏力，精神差，舌淡，苔薄白，脉弱等乃一派虚象；舌苔略滑，是仍有湿邪为患，津液不布，凝聚为湿，停于中焦，气机升降失常，故见胃痛；湿邪下驱大肠，脏腑气机阻滞，气血运行失常，故见腹痛。治疗上应健脾益气、渗湿止泻为原则，方选参苓白术散加减。

方中党参补益脾胃之气，炒白术、茯苓健脾渗湿，共为君药。

山药补脾益气，白扁豆、薏苡仁健脾祛湿，资脾止泻，共为臣药。

佐以桔梗升提肺气、通调水道、载药上行，炒白芍缓急止痛。

炙甘草补脾和中，调和诸药，而为佐使。

总之，我们认为，本病是由感受温邪所致的一种急性外感热病。根据其发病、传变特点，可按中医学“温病”范畴辨治。小儿生理病理特点的特殊，及小儿个体体质的差异，恰符五加减正气散其寒湿证发病特点。临证中只有精准把握正邪进退的动态变化，在祛邪、扶正、三因制宜基础上，注重整体观念、辨证论治，才能起到防止病邪内传、下传或逆传的治疗作用。总之，基于温病理论辨治轮状病毒性肠炎，期望为临床提供了一个新的思路与方法，实现温病学与病毒学真正的有机结合。

第五章　轮状病毒性肠炎的中西医康复与保健

第一节　西医预防与康复

一、预防医学概述

随着医学的发展，医学模式也从过去的生物医学模式转变为生物—心理—社会医学模式。WHO 宪章中，对健康的定义为“健康不仅是疾病和体弱的匿迹，而是身心健全，社会幸福的完善状态。”

影响健康的主要因素有①环境因素：除了生物因素外，还有物理、化学、社会、经济、教育、文化等因素。②行为生活方式：包括营养、风俗习惯、嗜好（吸烟、饮酒）、交通工具（如车祸）、体育锻炼、精神紧张、性生活。③医疗卫生服务：社会上医疗卫生设施的分配、医疗卫生制度及其利用。④生物遗传因素：造成先天性缺陷或伤残。它们相互影响和相互制约，影响到群体的健康水平。

轮状病毒性肠炎属于传染病之一，切断传染源、阻断传播途径，保护易感人群，是防控、消除各种传染病的三个重要环节。

二、轮状病毒性肠炎的预防与康复

1. 注意劳逸结合，合理安排时间，做到工作、休息两不误；急性发作或病情严重患者，应卧床休息。根据气候变化，及时增减衣服，保持冷暖相适。

2. 平时要保持心情舒畅，避免精神刺激，解除各种精神压力。适当进行体育锻炼，增强体质；可按规定接种疫苗。

3. 多喝白开水，进食柔软、易消化、富有营养和足够热量的食物。宜少量多餐，补充多种维生素。勿食生、冷、油腻；慢性肠炎患者忌吃产气食物，如大豆、豆制品、炒蚕豆、白薯等；忌烟酒、辛辣食品、牛奶和乳制品。为改善营养状况和肠道环境，病情好转后，应给予高蛋白、高热量的饮食。还应在供给富含维生素、无机盐、微量元素的食物，尤其是含维生素 C、维生素 B 及铁丰富的食物，以补充体力、滋养身体。可适当使用大蒜、洋葱、韭菜、香葱、蒜苗、醋等杀菌食物及苦瓜、丝瓜、黄瓜、番茄、茄子、芹菜、生菜、芦笋、豆瓣菜等凉性排毒食品。

4. 培养良好的卫生习惯。注意个人卫生、食品卫生。避免肠道感染诱发或加重本病。严格对饮用水进行管理，不喝生水、不洁水，不要贪食冷饮。做好餐具消毒工作，饭前便后洗手，瓜果食用前洗净削皮，食物要生熟分开，避免交叉污染。

5. 加强健康教育，普及传染病防治知识，提高自我防护意识。养成良好的卫生习惯，提高自我保健、自我保护意识。

6. 注意环境卫生，定期对室内进行消毒。经常开窗通风，保证空气流通。

7. 做好监视控制，尽量做到早发现、早预防、早隔离、早治疗。避免传染、流行。

第二节　中医康复与保健

一、中医康复学概述

中医康复学是以中医基础理论为指导，运用中药、针灸、推拿、气功、饮食、自然、物理等多种方法，针对病残、伤残诸证和老年、慢性病证等的病理特点，进行辨证康复的综合应用学科。

在古代，中医学古籍中的“康复”主要是指疾病的治愈和恢复、精神情志的康复及正气的复原。现代的康复是指综合地、协调地应用医学、社会、职业等措施，减轻各种疾病、损伤和年老体衰所带来的后果。其具有预防与康复结合、长于功能康复、注重利用自然、外治与内治结合、药疗与食治并举、提倡形神共养、强调动静结合等特点。包括中医情志康复疗法、中药康复疗法、针灸康复疗法、推拿康复疗法、体育康复疗法、气功康复疗法、饮食康复疗法、自然康复疗法、物理康复疗法、娱乐音乐康复疗法等，都是中医康复临床中经常使用的方法。

二、轮状病毒性肠炎的康复与保健

（一）情志康复疗法

喜、怒、哀、乐、悲、恐、惊，是人的七种情志，过了头就是七情过激。怒伤肝、喜伤心、思伤脾、忧（悲）伤肺，恐（惊）伤肾。“常观天下之人，凡气之温和者寿，质之慈良者寿，量之宽宏者寿，言之简默者寿。盖四者，仁之端也，故曰仁者寿”。《内经》强调“恬淡虚无”，说“恬淡虚无，真气从之，精神内守，病安从来”。简言之，要做到“淡”字。

轮状病毒性肠炎患者由于反复腹泻及各种不适，或多或少存在心理不安和对疾病的恐惧。此时，应移情易性，在详细了解病情的基础上，做到坦然面对，不恐惧，不焦虑，或看书，或听曲，或适度运动，对本病康复治疗起到事半功倍的作用。对于特殊人群，婴幼儿由于语言中枢发育不健全，表达能力欠佳，看护者尤当细致、耐心，密切观察患儿精神状态，安抚哭闹，呵护入眠。

（二）饮食康复疗法

1. 一般饮食注意

急性腹泻时，一般宜选择清淡流质饮食，如浓米汤、淡果汁和面汤等。限食高蛋白食物，以免加重胃肠的负担。宜低渣饮食，尽量减少食物在消化后给肠胃消化道留下的残渣量，排除机械性的刺激，以减少肠胃道的蠕动，使其获得休息，使患者早日康复。

便次数减少后，可进食少油的肉汤、牛奶、豆浆、蛋花汤、蔬菜汁等流质饮食。以后逐渐进食清淡、少油、少渣的半流质饮食。

腹泻完全停止时，食物应以细、软、烂、少渣、易消化为宜，少食多餐。少吃甜食，因糖类易发酵和胀气。多食用维生素 C 含量丰富的食物，以保证足够的维生素 C 供应。

1）限制食物

蔬菜类：荠菜、韭菜、芹菜、洋葱、丝瓜、青椒、毛豆、生菜、榨菜、金针菜、四季豆、苦瓜。

水果类：香蕉、甜瓜、梨、菠萝、杨桃、柿饼、生冷瓜果。

肉类：经油煎、油炸的肉类、蛋、火腿、香肠、腌肥肉。

五谷、根茎类：黑面包、麸皮面包、玉米、糙米饭、芋头等。

其他：含粗纤维的核果、干果、烈酒、油煎炸食物、浓茶、咖啡、巧克力、过甜糕点、果冻。

2）可食食物

蔬菜类：蔬菜嫩叶、菜泥、马铃薯、冬瓜、黄瓜、苋菜、油菜、香菜。

水果类：苹果、葡萄、西瓜、橘子、经过滤的果汁。

肉类：鸡、鱼、牛肉、嫩猪肉、动物内脏、蛋。

五谷、根茎类：大米及其制品、面粉及其制品。

其他：盐、糖、蜂蜜、豆浆、豆花等。

2. 药食同源

许多食物即药物，它们之间并无绝对的分界线，古代医学家将中药的“四性”“五味”理论运用到食物之中，认为每种食物也具有“四性”“五味”。“药食同源”是说中药与食物是同时起源的。《淮南子·修务训》称：“神农尝百草之滋味，水泉之甘苦，令民知所避就。当此之时，一日而遇七十毒。”可见神农时代药与食不分，无毒者可就，有毒者当避。因此，对于病毒性肠炎患者，经常食用具有治疗作用的食物，可起到辅助促进康复的效果。

马齿苋

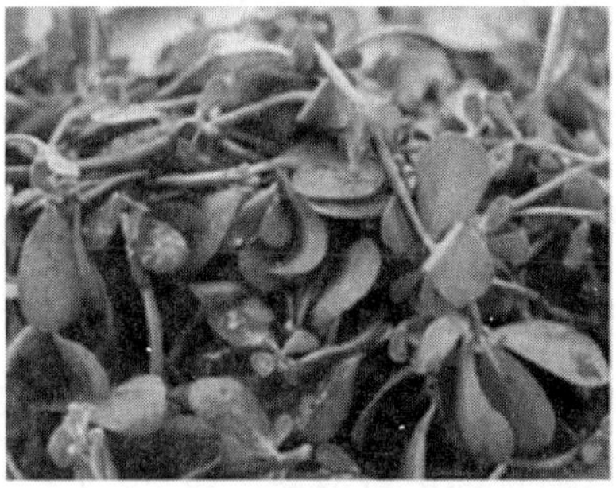

图 5－1　马齿苋

马齿苋为马齿苋科一年生草本植物。肥厚多汁，无毛，生于田野路边及庭园废墟等向阳处。国内各地均有分布。该种为药食两用植物。全草供药用，性寒凉，能够清除心、肝、肺和大肠之热。有清热利湿，解毒消肿，消炎，止渴，利尿作用；种子明目。《滇南本草》载：“益气，清暑热，宽中下气，润肠，消积滞，杀虫，疗疮红肿疼痛。”《本草纲目》说它“散血消肿，利肠滑胎，解毒通淋，治产后虚汗”。内服煎汤，鲜者每日100～200 g。见图5－1。

诃子

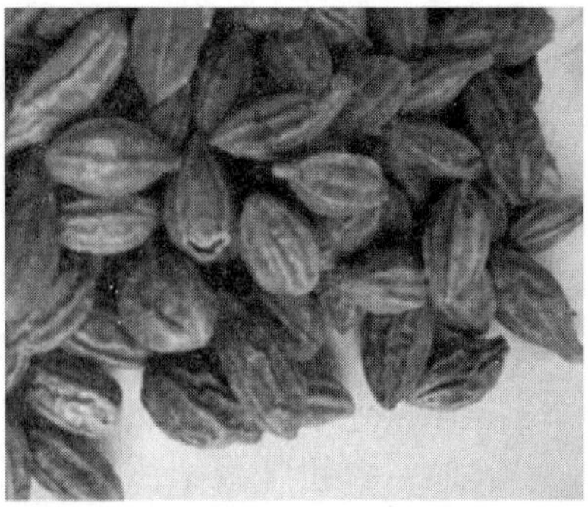

图 5－2　诃子

《本经逢原》记载：“诃子，苦涩降敛，生用清金止嗽，煨熟固脾止泻，古方取苦以化痰涎，涩以固滑泄也。”诃子为使君子科植物诃子或绒毛诃子的干燥成熟果实。分布于云南西部和西南部，广东、广西有栽培。其味苦、酸、涩，性温。具有涩肠止泻，敛肺止咳，降火利咽之功效。常用于久泻久痢，便血脱肛，肺虚喘咳，久嗽不止，咽痛音哑。内服煎汤，每日3～6 g；或入丸、散，涩肠止泻宜煨用。见图5－2。

莲子

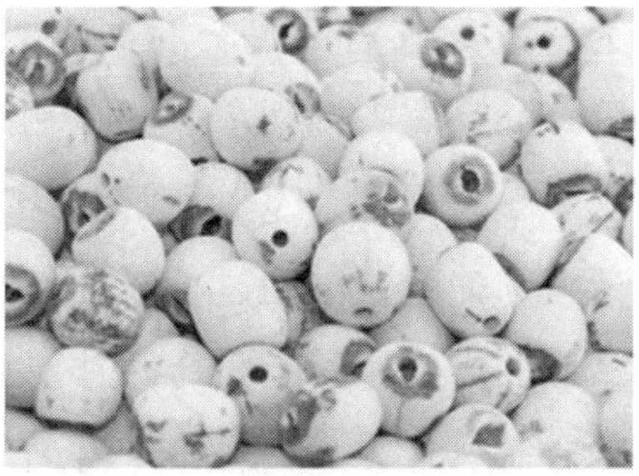

图 5－3　莲子

莲子是睡莲科水生草本植物莲的种子。鲜者甘、涩、平，无毒；干者甘、温涩、无毒。入脾、肾、心经。功效清心醒脾，补脾止泻，养心安神明目，补中养神，健脾补胃，止泻固精，益肾涩精止带，滋补元气。主治心烦失眠，脾虚久泻，大便溏泄，久痢，腰疼，男子遗精，妇人赤白带下。还可预防早产、流产、孕妇腰酸。生莲子肉长于养心安神，炒莲子肉性平偏温，固涩作用增强，长于健脾止泻。故病毒性肠炎患者易炒用内服。每日15～30 g，或入丸、散。见图 5－3。

白扁豆

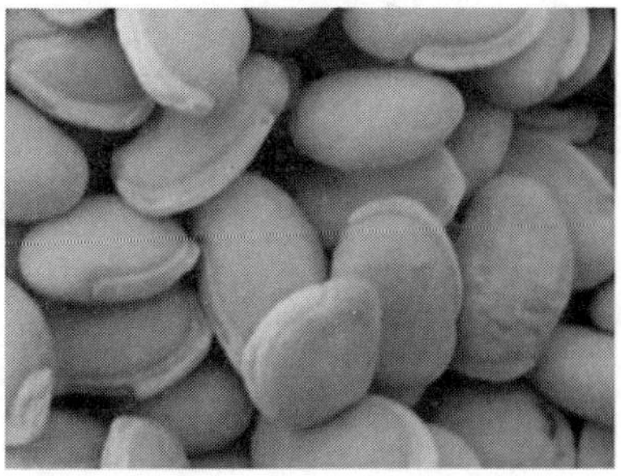

图 5－4　白扁豆

白扁豆是一年生缠绕草本植物扁豆的成熟种子，一年生缠绕草本。原产印度、印度尼西亚等热带地区，约在汉晋间引入我国。秋、冬二季采收成熟果实。气微，味淡，嚼之有豆腥味。甘，微温。归脾、胃经。健脾化湿，和中消暑。用于脾胃虚弱，食欲不振，大便溏泻，白带过多，暑湿吐泻，胸闷腹胀。炒白扁豆健脾化湿。用于脾虚泄泻，白带过多。《中国药典》也记载：“白扁豆健脾胃，清暑湿。用于脾胃虚弱、暑湿泄泻、白带”。每日15～30 g，或入丸、散。见图 5－4。

薏米

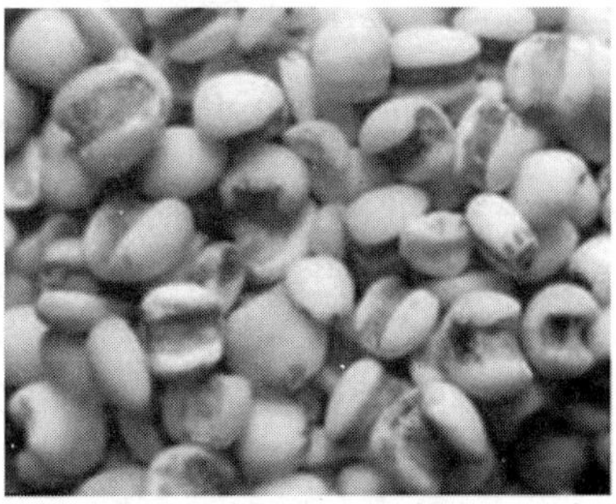

图 5－5　薏米

薏米又叫薏苡仁、苡仁，为禾本科植物薏苡的种仁。薏米的营养价值很高，被誉为“世界禾本科植物之王”及“防癌食品”。薏米具有容易被消化吸收的特点，不论用于滋补还是用于医疗，作用都很缓和。其性凉，味甘、淡，入脾、胃、肺、大肠。功效清热利湿，除风湿，利小便，益肺排脓，健脾胃，强筋骨。主治风湿身痛，湿热脚气，湿热筋急拘挛，湿痹，水肿，咳吐脓血，喉痹痈肿，肠痈热淋等。治疗肠炎时，同样需炒熟应用。每日 30～60 g，或入丸、散。见图 5－5。

茯苓

茯苓是拟层孔菌科真菌茯苓的干燥菌核，常寄生在松树根上，形如甘薯，球状，外皮淡棕色或黑褐色，内部粉色或白色，精制后称为白茯苓或者云苓。茯苓性味甘淡平，入心、肺、脾经。具有渗湿利水，健脾和胃，宁心安神的功效。可治小便不利，水肿胀满，痰饮咳逆，呕逆，恶阻，泄泻，遗精，淋浊，惊悸，健忘等症。《用药心法》载："茯苓，淡能利窍，甘以助阳，除湿之圣药也。味甘平补阳，益脾逐水，生津导气。"《主治秘诀》云："止泻，除虚热，开腠理，生津液。"每日 15 ~ 30 g，或入丸、散。见图 5 – 6。

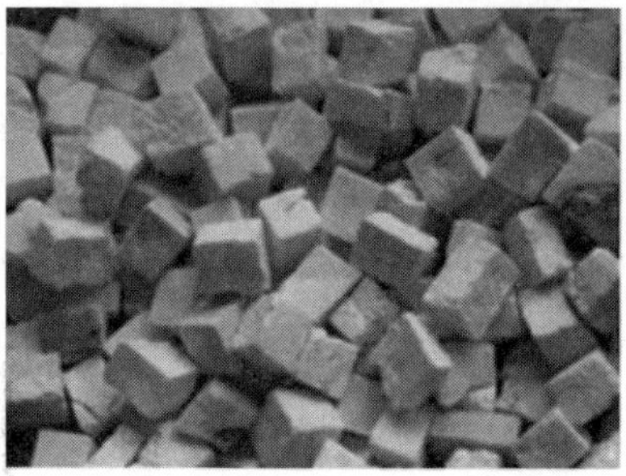
图 5 – 6　茯苓

山药

山药是薯蓣科薯蓣属植物，缠绕草质藤本，是山中之药、食中之药。生长于山坡、山谷林下，溪边、路旁的灌丛中或杂草中。山药块茎为常用中药"怀山药"，富含淀粉，甘，温、平，无毒。《本草纲目》载其能"益肾气、健脾胃、止泻痢、化痰涎、润毛皮"。诗圣杜甫的诗中也有"充肠多薯蓣"的名句。《中华人民共和国药典》记载，其具有"补脾养胃，生津益肺，补肾涩精"之功效，可用于"脾虚食少，久泻不止"等。麸炒山药补脾健胃，用于脾虚食少，泄泻便溏，白带过多。治疗肠炎时，需炒用，每日 30 ~ 60 g，或入丸、散。见图 5 – 7。

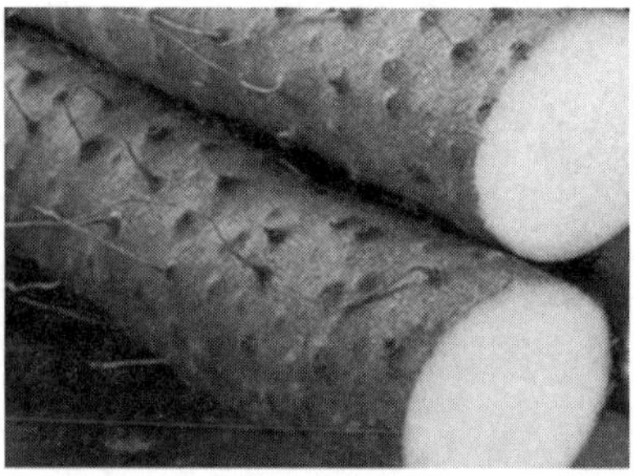
图 5 – 7　山药

山楂

山楂是蔷薇科山楂属植物山里红或山楂的干燥成熟果实，生于海拔 100 ~ 1500 米的山坡林边或灌木丛中。秋季果实成熟时采收，切厚片，干燥后入药。《日用本草》载："健胃宽膈，消血痞气块。"《本草纲目》载："化饮食，消肉积。"山楂味酸、甘，性微温；归脾、胃、肝经；消食化积，行气散瘀，用于各种饮食积滞，尤为消化油腻肉食积滞之要药；且能行气散结、活血祛瘀止痛，炒用兼能止泻止痢。每日 10 ~ 15 g，大剂量可加至 30 g。见图 5 – 8。

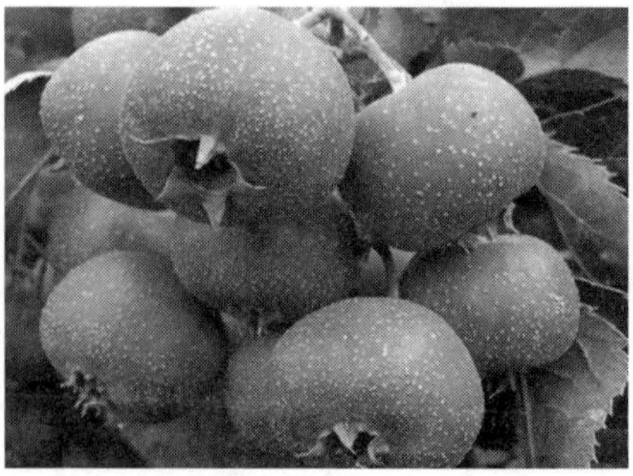
图 5 – 8　山楂

乌梅

乌梅是蔷薇科李属植物梅的近成熟果实。主产于浙江、福建、云南等地，夏季果实近成熟时采收，去核生用或炒炭用。《神农本草经》载："下气，除热烦满，安心，止肢体痛。”《本草纲目》载：“敛肺涩肠，止久嗽泻痢，反胃噎膈，蛔厥吐利。”乌梅味酸、涩，性平；归肝、脾、肺、大肠经；具有敛肺止咳，涩肠止泻，安蛔止痛，生津止渴的功效。本品炒炭后，可用于崩漏不止，便血等；每日 3 ~ 10 g，大剂量可加至 30 g。见图 5 -9。

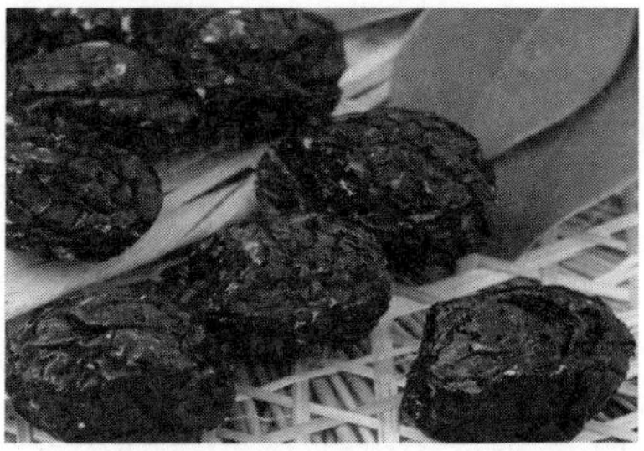

图 5 -9　乌梅

木瓜

木瓜又名木瓜实、秋木瓜等，为蔷薇科木瓜属植物皱皮木瓜的近成熟果实。主产于安徽、四川、湖北、浙江等地。夏、秋二季果实绿黄时采收，安徽宣城产者称宣木瓜，质量较好。《名医别录》载：“主湿痹邪气，霍乱大吐下，转筋不止。”木瓜味酸，性温；归肝、脾、胃经；具有舒筋活络，和胃化湿的功效。主治风湿痹痛，肢体酸重，筋脉拘挛，吐泻转筋，脚气水肿。每日 5 ~ 10 g；外用：适量，煎水熏洗。见图 5 -10。

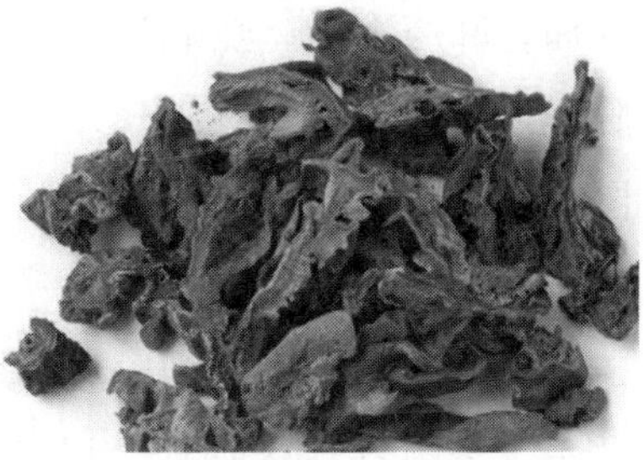

图 5 -10　木瓜

肉豆蔻

肉豆蔻又名豆蔻、肉果，为肉豆蔻科肉豆蔻属植物肉豆蔻的成熟种仁。主产于马来西亚、印度尼西亚，我国广东、广西、云南等地亦有栽培。《开宝本草》载：“主温中消食，止泄，治积冷心腹胀痛，霍乱中恶。”肉豆蔻味辛，性温；归脾、胃、大肠经；具有涩肠止泻，温中行气的功效。主治脾胃虚寒，久泻久痢，胃寒胀痛，食少呕吐等。每日 1.5 ~ 6 g，入药一般煨制后用，可增强温中止泻功能。湿热泻痢及胃热疼痛者忌用。见图5 -11。

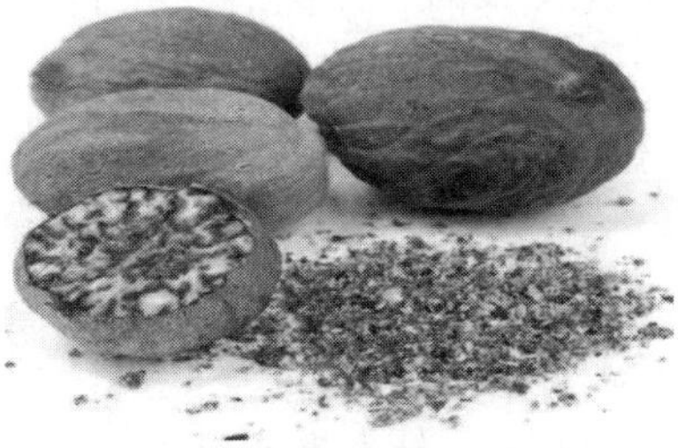

图 5 -11　肉豆蔻

荷叶

荷叶，莲科莲属多年生草本挺水植物，广布于南北各地。《日华子本草》载：“止渴，并产后口干，心肺燥，烦闷。”《日用本草》载：“治呕血、吐血。”荷叶味苦、性平；归肝、脾、胃经；具有清暑化湿，升发清阳之功，用于暑热烦渴，暑湿或脾虚泄泻，水肿，食少腹胀，白带，脱肛等；荷叶炭则有收涩

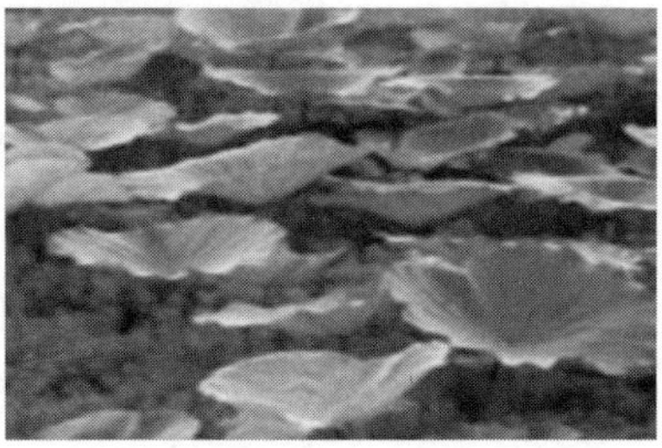

图 5 -12　荷叶

化瘀、凉血止血之功效，凡是吐血、衄血、便血、崩漏、损伤瘀血等均可使用。每日用量3～10 g，荷叶炭每日用量3～6 g。见图5－12。

葛根

葛根为豆科葛属植物野葛的干燥根。除西藏、新疆外，全国各地均有分布。秋、冬二季采挖，切厚片或小块，干燥。《神农本草经》载：“主消渴，身大热，呕吐，诸痹，起阴气，解诸毒。”葛根味甘、辛，性凉；归脾、胃经；具有解肌退热，透疹，生津止渴，升阳止泻的功效。主治表证发热，项背强痛，麻疹不透，热病口渴，阴虚消渴，热泄热痢，脾虚泄泻等。每日9～15 g，解肌退热、透疹、生津宜生用，升阳止泻宜煨用。见图5－13。

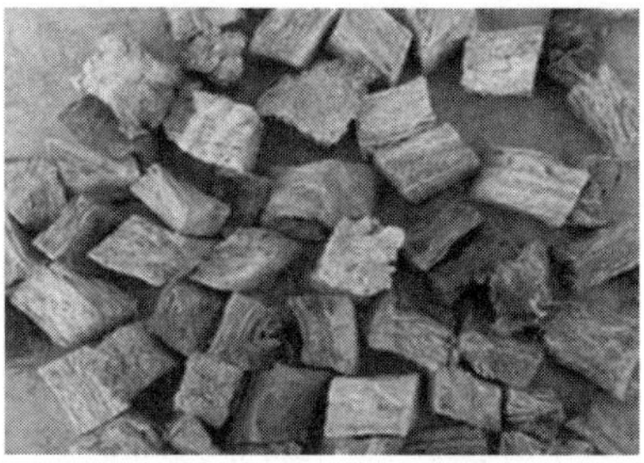

图5－13　葛根

槐花

槐花又名槐蕊，为豆科槐属植物槐的干燥花及花蕾。全国各地区均产，以黄土高原和华北平原为多。夏季花蕾形成时采收。《日华子本草》载：“治五痔，……治皮肤风，及肠风泻血，赤白痢。”《药品化义》载：“主清肠红下血，痔疮肿痛。”槐花味苦，性微寒；归肝、大肠经；具有凉血止血，清肝泻火的功效，主治血热迫血妄行的各种出血证，肝火上炎所致的目赤、头胀头痛及眩晕等。每日5～10 g，注意脾胃虚寒及阴虚发热而无实火者慎服。见图5－14。

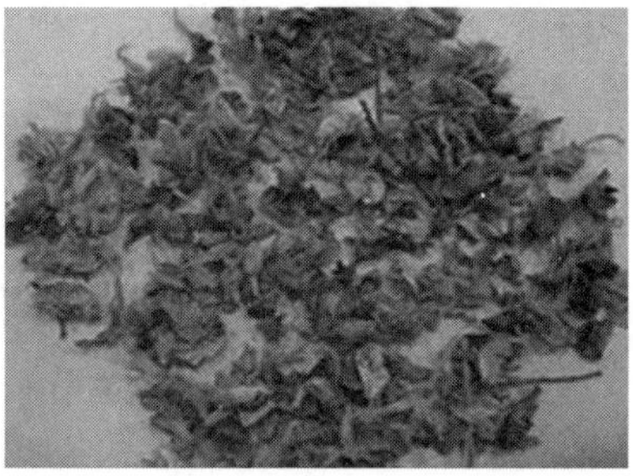

图5－14　槐花

（三）针灸康复疗法

1. 针灸康复

《景岳全书·泄泻》篇曰：“泄泻之本，无不由脾胃。”脐居中焦，位于大腹中央，为经络和气化的总枢，通过任督冲带四脉通属全身经络，联系五脏六腑。《针灸资生经》认为：“若灸溏泄，脐中第一，三阴交等穴乃其次也。”由此可见，用温和灸灸神阙穴可以调节脾胃机能，使清阳得升，浊阴下降，分清泌浊功能正常，泄泻自止。足三里为足阳明胃经下合穴（合治内腑），且足三里为足阳明胃经的本穴，中脘为腑会，二穴均可调整胃肠机能，健胃行气，调理脾胃；关元为强壮穴，保健要穴，又为足三阴经与任脉交会穴，可健脾益胃，补益气血；天枢为大肠募穴，取天枢是泻肠胃的气滞食阻，使气通而泻自止。借助灸法，针刺与艾灸相结合，通过热的传导，疏通经脉，达到行气活血、健脾胃而止泻的目的。对于脾肾阳虚者，再加命门、肾俞以补肾壮阳，温煦脾土，以达到标本兼治。

1）急性腹泻：足阳明经腧穴为主。

针用泻法。寒湿可加灸。穴取天枢、上巨虚 、合谷、阴陵泉。

天枢为大肠募穴，上巨虚为大肠下合穴，募穴是脏腑之气汇聚之处，下合穴通于腑气，两穴可调节肠胃功能。合谷为大肠原穴，与手太阴相表里，可调肠胃气机，又可驱除邪气，脾经合穴阴陵泉健脾利湿，通利小便而止泻。

随证选穴：寒湿则隔盐灸神厥；湿热加内庭、商阳点刺出血；食滞加下脘、建里、里内庭。

艾炷隔盐灸：适用于寒性水泻。取适量细盐，放神阙穴，凸出脐上 0.5 ~1 cm，盐上放置姜片或蒜片，上放艾炷，每次灸 3 ~7 壮，每日灸 1 ~2 次，6 次为一疗程。

2）慢性腹泻：足阳明经腧穴及背俞穴为主。

针用补法，并可加灸。取穴：天枢、足三里、中脘。脾虚配脾胃俞；肝郁配肝俞；肾虚配肾俞。

天枢、足三里、中脘调整胃肠气机，脾俞与章门、胃俞与中脘均为俞募相配，加强健脾益气作用。肝俞与太冲为俞原相配，可疏肝解郁。肾俞与太溪亦俞原相配，助以命门，可温肾壮阳。

随证选穴：肾阳不足加命门、太溪、关元；脾虚加关元俞、公孙、章门；肝郁加太冲。

防治病毒性肠炎，平日可选取以上穴位，进行温和灸，每日 1 次，每次 1 支药用艾条。温针灸时，每日 1 次，每次留针 30 min，4 次为 1 个疗程，1 个疗程后休息 1 d。

2. 其他康复疗法

1）耳针康复：常用耳针穴位：胃、大肠、直肠下段 、脾、肾、交感、神门。急性腹泻，宜中强刺激。慢性腹泻，宜轻刺激。每日取 3 ~5 穴，留针 20 ~30 min，每日或隔日 1 次，10 次为一疗程。

2）拔罐康复：多用于慢性虚寒性腹泻。可按腧穴部位，选择不同口径火罐施治。

3）穴位注射：天枢、上巨虚。用黄连素注射液或维生素 B_1、维生素 B_{12} 注射液，每穴注射 0.5 ~1.0 ml，每日 1 次。

（四）推拿康复疗法

小儿肌肤娇嫩，经络敏感，反应强烈。《灵枢》记载：“夫十二经脉者，内属于脏腑，外络于肢节。”小儿推拿正是以脏腑经络为理论指导，通过穴位加之补泻手法作用于体表某些部位，由经络传到脏腑，调节其功能，调和气血，从而达到防治的目的。因此，在小儿病毒性肠炎的康复保健过程中，推拿疗法更为突出的体现了中医外治法简、便、廉、验的特色，更乐于家长们接受。

在遵循整体观念、辨证施治的原则下，本病常采用不同证型取穴及手法进行康复保健。

通用取穴：清补脾经，内运八卦，清补大肠，顺时针或逆时针摩腹，揉板门，捏脊，推上或下七节骨。

辨证分型加减：伤食泻加揉足三里，揉中脘；风寒泻加揉开天门，推坎宫，揉太阳穴；湿热泻加揉小天心，清小肠；脾虚泻加补肾水，揉足三里；脾肾阳虚泻加揉丹田，补肾水，揉二马。另外，不同证型中其推拿手法应遵循实则泻之、虚则补之的原则，其中伤食泻、风寒泻、湿热泻多采用泻法，而脾虚及脾肾阳虚多采用补法。具体操作方法同第三章第五节论述。

（五）气功康复疗法

气功健身康复，对于慢性和疑难病症，尤其是心身疾病功效卓著。气功康复不同于临床治疗，它并不针对病因或病灶，而是通过增强机体的自我调节功能、激发其自愈能力，进而 达到祛病和健身目的。气功康复注重社会环境和个人心理的作用，更符合新的健康理念和新的医学模式。因此，病毒性肠炎患者，可以适时适度地进行气功康复锻炼，以促进疾病痊愈。

功法一

姿势：站立，两脚分开与肩同宽，两膝微屈约120°成半马步状，上身勿前倾后仰，两臂自然下垂，腹部放松，自觉小腹部充实，回收下颌，头略有上顶之意，两肩有下坠之感，舌抵上腭。

呼吸法：采用缓慢绵长的深呼吸法，用鼻呼吸，注意力不集中时，可默默读数。

动作：吸气时，两脚十趾随吸气逐渐用力抓地，上提脚心，两手随吸气握拳并逐渐用力握紧，用力撮提肛门。此时，全身随吸气握拳并逐渐紧张起来，吸至极点时，全身用力亦至极点。略一停顿，转为呼气。呼气之时，气缓缓呼出，随呼气两脚十趾、双手、肛门、颈项及全身肌肉由上至下逐渐放松，呼尽时，全身肌肉处于放松状态。

意念：随吸气，以意想有气体由涌泉顺小腿及大腿内侧升至会阴，由此入于小腹之中，自感吸气时小腹内充满气体；随呼气，意想气由小腹出至会阴，顺大腿、小腿内侧下至涌泉而排出体外。

此功要求每做一次后，略加休息，也可站立放松一下，待呼吸平稳之后，再摆好姿势做下 1 次，用力逐渐增加。每日早晚各行 36 次，勿多行，早晨起床即做，对晨泻疗效尤佳。

应注意的是：高血压、心脏病、疝气者勿练；病情好转之后逐渐减少用力，症状消失后，渐次停止练功；不要过分用力。

功法二

姿势：端坐，口眼微闭，正视前方，两掌心朝下按于膝上内侧，掌腿之间各置生胡桃一枚，尽量靠近气海穴。

呼吸：鼻吸气后，撮口呼气发“夫”字刚音，进而转韵为“五”柔音。如此反复呼吸。

意念：始终意守病变处或脐周围。

功后引导：闭目，眼球左右旋转各 3 ~ 5 圈，而后头颈轻摇 3 ~ 5 次，继之上下叩齿 36 次，舌尖在口腔内顺逆各转 12 圈，随之慢慢睁目。最后以肚脐为中心，两掌心抚腹揉摩，正反各转 36 圈。

三、“治未病”思想在预防本病中的体现

“治未病”思想是对中医预防医学的高度概括，在疾病的预防、诊治方面都有重要意义。将“治未病”的思想贯穿于临床，对疾病发生、发展的各个环节提前干预，促进患者早日康复，具有重要的指导意义。

《素问 · 四气调神大论》曰：“是故圣人不治已病治未病，不治已乱治未乱，此之谓也。夫病已成而后药之，乱已成而后治之，譬犹渴而穿井，斗而铸锥，不亦晚乎!”是对治未病的最为经典的论断，明确提出了治未病理论，强调了“未病先防”的思想内核。《金匮要略 · 脏腑经络先后病脉证》中“夫治未病者，见肝之病，知肝传脾，当先实脾”的论述进一步明确提出既病防变的重要思想。

轮状病毒性肠炎如诊疗不当，极易出现脱水、电解质紊乱、中毒性巨结肠、肠穿孔等。因此，在防治疾病中，应时刻警惕严重并发症出现。

1. “未病先防”

在未患病时应注意个人饮食卫生，起居有时，调畅情志，适度锻炼，增强体质，提高机体抗病防病能力。对患有病毒性肠炎患者，应严格注意排泄物处理，加强疾病防控意识，并采取针对性措施，预防其发生。

2. “既病防变”

如出现腹痛、腹泻、恶心、呕吐等消化道不适，应见微知著，及时就诊，做到早

诊断、早治疗。切勿自作主张，乱服药物延误病情。如已确诊病毒性肠炎，应在对疾病正确认识基础上，以常达变，防止并发症发生。

3. “愈后防复”

在病毒性肠炎经过治疗后近于康复或痊愈后，应采取必要的巩固性或预防性措施，如上述情志、饮食、锻炼等康复疗法，防止其的复发。

参考文献

[1] TRAN – DUY A, SPAETGENS B, HOES A W, et al. Use of proton pump inhibitors and risks of fundic gland polyps and gastric cancer: systematic review and Meta – analysis [J]. Clin Gastroenterol Hepatol, 2016, 14 (12): 1706 – 1719.

[2] Joossens M, Van Steen K, Branche J, et al. Familial aggr – gation and antimicrobial response dose dependently affect the risk for Crohn' s disease [J]. Inflamm Bowel Dis, 2010, 16 (1): 58 – 67.

[3] Santiana M, Ghosh S, Ho BA, et al. Vesicle – cloaked virus clusters are optimal units for inter – organismal viral transmission [J]. Cell Host Microbe, 2018, 24 (2): 208 – 220.

[4] Dennehy PH. Rotavirus infection: a disease of the past? [J]. Infect Dis Clin North Am, 2015, 29 (4): 617 – 635.

[5] Tabunga T, Utiera M, Tekoaua R, etal. Response to a largerotavi – rus outbreak on South Tarawa, Kiribati, 2013 [J]. Western Pacific Surveillance and Response Journal, 2014, 5 (2): 9 – 14.

[6] Chan – it W, Thongprachum A, Dey SK, et al. Detection and genetic characterization of rotavirus infections in non – hospitalized children with acute gastroenteritis in Japan, 2007 – 2009 [J]. Infect Genet Evol, 2011, 11 (2): 415 – 422.

[7] 胡亚美，江载芳. 诸福棠实用儿科学（第7版）[M]. 北京：人民卫生出版社，2008.

[8] 王伟，陈翰翰，王晓妍. 基于温病理论探讨五加减正气散治疗小儿轮状病毒性肠炎的理论依据 [J]. 时珍国医国药，2019，30（09）：2219 – 2220.

[9] 王伟，王晓妍，曹志群，等. 五加减正气散含药血清体外抗轮状病毒作用研究 [J]. 中华中医药杂志，2018，33（02）：712 – 715.

[10] 王晓妍，王伟，孙蓉，等. 参苓白术散含药血清体外抗轮状病毒的实验研究 [J]. 山东中医杂志，2018，37（01）：58 – 62.

[11] 王伟，王晓妍，曹志群，等. 五加减正气散治疗寒湿型轮状病毒性肠炎的临床观察 [J]. 中华中医药杂志，2018，33（01）：383 – 385.

[12] 王晓妍，王伟，孙蓉，等. 葛根芩连汤含药血清体外抗轮状病毒的实验研究 [J]. 时珍国医国药，2017，28（07）：1607 – 1609.

[13] Chou IC, Tsai CH, Tsai FJ. Rotavirus associated with poliomyelitis – like syndrome [J]. Pediatr

Infect Dis J, 1998, 17 (10): 930 – 931.

[14] Nuovo GJ, Owor G, AndrewT, et al. Histologic distribution of fatal ro – taviral pneumonitis: an immunohistochemical and RTin situ PCRanalysis [J]. Diagn Mol Pathol, 2002, 11 (3): 140 – 145.

[15] 中华人民共和国卫生部. 中国腹泻病诊断治疗方案 [J]. 中国实用儿科学杂志, 1998, 13 (6): 381 – 383.

[16] 方鹤松. 小儿腹泻病学 [M]. 北京: 人民卫生出版社, 2009.

[17] 吴勉华, 王新月. 中医内科学（全国中医药行业高等教育“十二五”规划教材）[M]. 北京: 中国中医药出版社, 2012.

[18] 黄晓琳, 燕铁斌. 康复医学 [M]. 第6版. 北京: 人民卫生出版社, 2018.